産後リハにおける
腹部・骨盤へのアプローチ

Kathe Wallace 著

田舎中 真由美 訳　　木野 秀郷 監修

腟・会陰部のケア
尿失禁
骨盤臓器脱
会陰・骨盤痛の予防
のためのエクササイズ

Reviving Your Sex Life after Childbirth
Your guide to pain-free and pleasurable sex after the baby

丸善出版

Reviving Your Sex Life After Childbirth
Your guide to pain-free and pleasurable sex after the baby

by

Kathe Wallace

Copyright © 2014 by Kathe Wallace. All rights reserved.

This book or parts thereof may not be reproduced in any form, stored in a retrieval system or transmitted in any forms by any means. This includes, but is not limited to: electronic, mechanical, photocopy, recording, facsimile or otherwise without the expressed written consent of the author, except as provided by United States of America copyright law. Contact the author for information about purchasing patient handouts developed from the book content and graphics.
医学的免責事項はp. xii参照

Japanese translation Copyright © 2017 by Maruzen Publishing Co., Ltd., Tokyo
Japanese translation rights arranged with Kathe Wallace
through Japan UNI Agency, Inc.

Printed in Japan

監修者序文

　近年，女性健康医学の分野の中でも妊娠中および産後の女性のリハビリテーションに対する関心が高まっている．一方で知識や技術を学ぶための書籍や資料は限られており，この分野に特化し，実践的な技術に関する書籍が求められていた．このたび，米国において実践活動に従事され，研究・普及活動に熱心に取り組まれているKathe Wallace先生の著書の翻訳出版事業にご協力することができて，誠に光栄であり，喜びを感じている．翻訳者は日本においてこの分野で先駆的な活動をなされて，その実践・研究に日々精進されているフィジオセンター理学療法士・田舎中真由美氏であり，まさに適任のお仕事である．私はその実践フィールドの提供と研究活動のご協力をさせていただいている．

　わが国ではこの分野の医学的領域において，長期成績が良好な手術療法の登場により，近年急速に尿失禁手術や骨盤臓器脱手術の普及が進んでいる．一方で，これらの疾患に対するリハビリテーション関連分野ではいまだに普及が進んでいない現状である．女性の骨盤底に関する諸問題に対応すべきリハビリテーション関連事業については，わが国では今後ますます需要が増していくものと考えられる．また，その予防や健康管理の観点から，この分野の産前・産後の女性に対する認識や各種のアプローチの必要性も高まっていくものと推測される．

　女性の骨盤底にとっての出産現象を考えてみると，その中心部を産道（子宮頚部と腟）が通り抜けて出口（外陰）へとつながっている．陣痛により骨盤底は

軟化，拡大し，児頭は骨盤底に囲まれる産道を下降しながら，それを押し広げて出産に至る．骨盤底の筋肉や繊維組織は出産で大きく押し広げられると，一部の筋肉や繊維が断裂したり，伸びきって元の状態に戻らなくなり「骨盤底の損傷」と呼ばれる状態となる．このように，出産は女性の骨盤にとってダメージを与える危険なプロセスでもある．それにもかかわらず，骨盤底の諸問題と出産との深い関係について一般的にはあまり認識されておらず，広く議論されるまでに至っていないのが現状である．

　これらの諸事情によって，骨盤底に対する女性の健康管理に対する取り組みは各分野においてすでになされ始めている．今後は女性の生涯にわたる健康管理者の一員として，理学療法士やその関連職種が加わることが必要と思われる．そのためには，医師・助産師・理学療法士関連職種の協力体制の構築が先決である．

　本書は本来，産後の理学療法技術を学びたい諸氏のために書かれたものであろう．産後ケアの一環として，本書の勧める"産後リハ"の導入を具体的に検討する場合には，妊娠中の注意事項，分娩自体の取り扱い方，出産直後の直接的な対応とかかわり方，またこれらを取り巻く多様な職種の協力と理解，情報の共有等を考慮することも必要である．また，一般女性も含め，妊産婦自体の産前・産後の教育，啓発活動が一体となって初めて，それらはより有意義なものとなるのではないだろうか．

　原著には難解な用語や，米国特有の言い回しがあり，医学的意義を損なわない範囲内で意訳を試み，わかりやすい内容を心がけた．これも丸善出版（株）企画編集部・堀内志保氏の適切なアドバイスによる．これらの貴重な内容や知識を多職種の方々や一般女性にも是非共有していただきたい．これまで閉鎖的と

されてきたこれらの部門にも広く理解が進み，一般常識として受容されていくことを期待したい．

2017年7月

医療法人秀螢会理事長　木野　秀郷

訳者序文

　本書にも書かれているように，日本でも同様で産後は新たに生まれてきた赤ちゃんを中心に生活が回り，お母さんの体は後回しになりがちである．日本では特に産後の1カ月健診ではお母さんの子宮・傷の状態の健診と赤ちゃんの健診はなされているが，分娩に向けて妊娠中に大きく伸ばされた腹筋や分娩時に損傷を受けた骨盤底筋群をはじめとする会陰部のケア，緩んだ骨盤のケアはまだ十分に普及していないように思われる．しかも医師，助産師，理学療法士が連携した介入はほとんどない．

　私は産後の理学療法士による介入の必要性をご理解くださった木野医師のもとで1カ月健診時のお母さんの骨盤の機能評価と運動指導をさせていただいている．これまで多くのクライアントの骨盤機能のトラブルに対応してきた．903名の自記式質問紙による調査によると，産後直後に何らかのマイナートラブルがある方は85％に及び，さらに1カ月健診時にそのマイナートラブルが遷延している褥婦は76％にも及んでいた．多くの褥婦はこの症状はしかたのないものと諦めがちであり，そのマイナートラブルについて誰に相談したらよいのかわからず，特に何もしていないという状況であった．マイナートラブルというと，生命を脅かすものではなく取るに足らないトラブル，とされていることもあるが，実際には骨盤の緩みや顕著な腹直筋離開により歩行すら困難なケースや，産後の会陰部の損傷により重度の便失禁や尿失禁を呈しているケースも少なくなかった．そして何らかの症状をもつクライアントのほとんどは私が会陰部の傷をこれまでにみたかどうかを尋ねると，「怖くてみることもできない」

「みたことがない」と答えた．足や膝，手に痛みがあれば皆すぐにみて確認するであろう．しかし，会陰部の傷は怖くてみることができないのである．今まで一度もまともに自分の会陰部をみていない人も多いのではないだろうか．

　原著者が述べているように，産後に生じる尿失禁などの排泄障害や骨盤痛は，自分自身でその原因を確認し，理解することが出発点となる．以前担当したクライアントに，重度の会陰裂傷による便失禁の症例があった．このクライアントは私が担当した中で唯一，受診前に自分で会陰部の状態を確認していた．私が評価した内容の理解もよく，またパートナーの理解も良好であったせいか，彼女は想像する以上に順調に回復していった．このクライアントを通し，自分自身の体を理解することの重要性を強く痛感した．私自身，2回の分娩を経験したが，誰からも本書に書かれているような産後の骨盤や腟の変化，ケアの仕方の指導はなかった．私も分娩前に出会いたかった本である．

　本書には専門的な用語や専門家が行う評価も一部書かれているが，専門家だけでなく，これから分娩を迎える方，すでに分娩された方，そしてそのパートナーにもぜひ読んでいただきたい．産後の体に生じうる変化を本書を通して理解し，今症状がある方は症状を少しでも回復させ，より快適で楽しい育児や生活を送っていただきたい．

　最後に，多くの知識・技術を提供してくれたKathe Wallace氏，そしてKatheとの出会いを与えてくれた石井美和子氏，産後リハの必要性を理解し，臨床の場を与えてくださった久保田武美先生，木野秀郷先生に感謝いたします．

2017年7月
　　　インターリハ株式会社フィジオセンター理学療法士　田舎中真由美

原書推薦文

　Kathe Wallace（PT）著『*Reviving Your Sex Life After Childbirth*（邦題：産後リハにおける腹部・骨盤へのアプローチ）』は，毎年米国で出産する約400万人の女性のための必須の専門書であり，われわれがウィメンズヘルスの分野において長い間欠いていた資産である．分娩後の期間は，新しく母親になった女性にとって特別ですばらしいものである一方，しばしばストレスの多い生活段階でもあり，治癒，強化，性的活動の再開に注意を払うことは多くの場合to-doリストの最下行に押しやられ，優先順位が下がってしまう．さらに悪いことに，ほとんどの新米の母親たちが分娩後に出産介助者から正式な準備や情報をほとんど教わっていないため，産後の腟，骨盤底，生殖器の正常な治癒過程を多くの女性があたかも謎や神秘のように捉えている場合があることである．

　しかし，Katheは1冊の小さな書籍で，この欠けている知識の断片を埋め尽くし，産後の女性と彼女らを担当する医療従事者を飛躍的に前進させた．彼女は，優れた図表に加えて，治療を促進し不快感を止め，驚くべき骨盤の構造への信頼を回復させ，自信と快感を高められる多くの重要なセルフケアと強化テクニックを用いて，明快かつ詳細に説明している．この知識は力を発揮し，女性が出産前よりも良好な性生活を達成するのを助ける可能性すらある．

　Katheは，出産により生じた外陰部，腟，会陰部，骨盤帯や腹部の裂傷，筋肉損傷，弛緩症状およびそのほかの組織外傷から回復しようとしている女性のために，日常生活のみならずセクシュアリティにおいても，心身の健康と機能

を最もよい状態に保つため，確実に治癒すべきあらゆる部位の自然治癒力を促進する筋膜に対する理学療法の確立された原則に自らの専門知識を応用している．産科医，助産師，そのほかのウィメンズヘルス分野の医療従事者は，本書を読んで大きな恩恵を受けるに違いなく，私の希望としては，新しく母親になる女性たちに必ず授けられる患者教育ツールとしてもらいたい．われわれはおそらく，Katheのおかげで分娩に関連する相当数の外陰・会陰部，骨盤部，および性的活動時の慢性疼痛を防げるようになるであろう！

2014年3月29日

Deborah Coady, MD, FACOG
『Healing Painful Sex : A Woman's Guide to Confronting, Diagnosing, and Treating Painful Sex』 著者

原書謝辞

　本書の作成にあたり，多くの人々の支援，専門知識，インスピレーション，指導，サポートをいただいたことに謝意を表したい．

　最初のきっかけは，私の個人的出産教育者であるPenny Simkin PTによるもので，出産後の女性の需要に対する最初の洞察は，私が骨盤底のリハビリテーションの道に進むのを応援してくれた．本書に関して彼女が最初にくれた意見は，出産後の女性と私自身の臨床経験について書き続ける勇気を与えてくれた．

　継続的に刺激を与えてくれたのはHolly Herman DPT, OCS, WCS, BCBPMD, IF, AASECT, PRPCであり，彼女は私の尊敬する教職員仲間で元ビジネスパートナーでもある．彼女の豊富な知識，ユニークな治療アプローチ，ユーモアのセンス，そして教える喜びを分かち合えたことに感謝する．

　また，Deanna Spada，Darrell Gantt，Joseph Spadaからの絶え間ない激励に感謝する．ビジョンを共有し，彼らの継続的なサポートを受けることは私の喜びである．

　刊行に至るまでの道のりで，私にアドバイスを授けてくれた多くの専門家がいる．理学療法士のDawn Sandalcidi, PT, RCMT, BCBPMD, Beth Swanson, MS, PT, OCS, ATC, Diane Lee, BSR, FACMPT, CGIMS, Ramona

Horton, MPT, Tracy Sher, MPT, CSCS および Heather S. Howard, PhD, MPH, Arnold I. Levin, MD, Karny Jacoby, MD, Gina Lagalbo, MD, Barbara Levy, MDである．また，Katie McGee, Megan Fisher, Sarah Plumer-Holzman, Natalie Freis, Sarah Elizabeth Benditt, そしてLindsy B. Campbellといったワシントン大学理学療法学科から独立し研究を続ける学生たちと仕事をできたことも幸運であった．研究，レビュー，および本文への貢献に感謝する．

加えて，Roxanne Richardson, Rosalee Gamella, Helen Dailey-Fallatの編集スキルにも感謝する．グラフィックアーティストのEmilie McIntyreは非常に有能で，本書のイラスト作成と修正に忍耐強く応じてくれた．

ここでは名前を伏せるが，私のクライアントたちとそのパートナーにも感謝する．彼らの多くは，本書の初期の草稿を読んだり，話を寄稿したり，本書の完成まで声援を送ってくれたりと，積極的に力を貸してくれた．

そして，私の息子・Jakeに，その精神と愛は私にとって絶え間ない喜びである．

献　辞：私のすべてのクライアントにこの本を捧げる．
　　　　治療を求めてくれたこと，そして出産後のすべての女性を助けるためにあなたの話を分かち合い，励ましてくれたことに感謝する．

目　次

序　　論―エミリーの日常的なお話 ……………………………………………………… 1
用　語　集―外陰・会陰部の解剖用語/状態 …………………………………………… 10
概　　観―出産は女性の体をどう変え，性的能力を試そうとしているのか．
　　　　　それが変わると何が起こるのか？ ……………………………………… 17
第1章　洗浄，衣服とケア―出産直後とその後の外陰・会陰部の変化 ………… 27
第2章　骨盤各部の名称―チェックポイント ………………………………………… 34
第3章　乾燥や疼痛をともなう部位―出産後の腟の潤い …………………………… 45
第4章　解　　放―リラックス・アンド・リリース呼吸 …………………………… 50
第5章　性的活動時の課題―骨盤底筋群リリースエクササイズ …………………… 53
第6章　分娩時の裂傷への対処方法―会陰切開や会陰裂傷 ………………………… 57
第7章　腟挿入時の痛み―腟と骨盤底筋群，発痛点（トリガーポイント）と
　　　　瘢痕組織をリリースするための経腟ストレッチ …………………………… 63
第8章　腟の緩みや違和感―骨盤底筋群エクササイズ ……………………………… 74
第9章　Pelvic Floor Play™―性的欲求を高めるための呼吸と動きのテクニック … 80
第10章　コア筋群の回復―体幹強化と帝王切開創の柔軟性のためのエクササイズ ‥ 90
まとめ ………………………………………………………………………………………… 113
女性のための情報 …………………………………………………………………………… 114
文　　献 ……………………………………………………………………………………… 116
付　　録 ……………………………………………………………………………………… 127
索　　引 ……………………………………………………………………………………… 131

医学的免責事項

　本書に掲載されている医療情報は，情報提供および教育を目的としたものである．本書は，専門的な医学的アドバイス，診断，または治療法に取って代わるものではない．本書は，特定の患者（クライアント）のための治療手技や療法における妥当性またはリスクに関する医師の判断に取って代わるものではない．本書に含まれるものは，専門的な診断，治療，または患者とセラピストの関係を構成するものではない．

　読者は，特定の病状や治療に関する質問がある場合，医師，ウィメンズヘルス分野の医療提供者や，資格を有する療法士の助言を求めなければならない．著者および出版社の両者は，本書に記載されている情報を根拠とした行為によって生じた損害またはそのほかの事件・事故について一切の責任を負わない．本書に記載されている情報にのみ頼り，適切な医療従事者に相談しない，医師の診察を遅らせる，医学的アドバイスを無視する，または治療を中止する読者は，けがのおそれがある．読者自らが病状・症状に苦しんでいると思われる場合は，ただちに医師の診察を受けること．

　著者および出版社は，本書の内容における過失に対して一切の責任をもたない．著者および出版社は，矛盾や不正確さを本文中に発見し報告する読者を歓迎する．

序　論

―エミリーの日常的なお話

　私の分娩後初めての性行為は，極度の痛みをともなった．腟挿入中とその後，こわばったような鋭い痛みが3時間も続いた．私にとっては，強い痛みであった．10が最も耐えられない疼痛だとすると，その痛みは8くらいの感じがした．これは赤ちゃんを産んだことによる一時的な副作用だと考えて，その痛みをしのいだ．私は，自分が性的な関係をもつことをまったく避けていることにすぐに気づいた．2カ月後，私はこの問題について担当の医療提供者に相談した．私は彼女から，会陰切開をしていないお産でこういうことは聞いたことがないといわれ，ひどく落胆し，分娩経験30年のベテランからこれを聞いたことで，自分自身を責めるようになった．夫が私たちの性生活の話題を挙げたときはいつでも，性行為を避け続け，私は神経質で涙もろくなった．7カ月後，友人が骨盤理学療法（PTセッション）を受けることを提案してくれた．

　骨盤理学療法を受けて得た最初の恩恵は，多くの女性が同様の経験

をしていると聞いたことであった．私にとっては涙が出るほどの救いであった．なぜ誰もこの骨盤理学療法の効果について教えてくれなかったのか？　次の数回の骨盤理学療法を通じて得られた鍵となる技術と多くの有用な知識により，私の治療は成功へと導かれたのである．

　まず初めに，生理的機能検査により，自分の骨盤底の緊張を「知る」ことを行った．私は，これらの筋肉を絶えず緊張，収縮させていたのだ．結局，私は背部や肩よりも多くの場所が緊張していることがわかった．骨盤底を緊張から解放し弛緩させる毎日の練習はとても重要であった．私は，骨盤底のコントロール方法や，体を自分がしたいようにさせる方法を学んだ．次に，創の瘢痕組織の徒手的マッサージは，骨盤底を弛緩させ，腟挿入時に骨盤底を弛緩させる練習に役立った．数週間後，私は性行為を行いやすくなり，かなり効果を確信できた．骨盤理学療法から得られた有益な情報のおかげで精神的な備えができたことで，私は分娩後初めてオルガスムに達することができた．私は，骨盤底筋群を使用して実際に陰核（クリトリス）を動かせるということも教わった．性行為の質を高めるために，骨盤底筋群をどのように使用したらよいかを知ることを私は強く勧めたい．骨盤底筋群を「知る」ようになって，私はもう一度性生活を楽しめるようになり，自分の体をまったく新しいレベルで理解できるようになった．

　産後，女性の体には，最も大きな負荷を負った領域である骨盤底と骨盤帯のケアと治療が必要である．ほとんどの場合，数週間は不快感が続くのが一般的であり，筆者の経験では経腟分娩をした半数の女性が少なくとも

産後3カ月間は不快感をもっている．新しく母になった女性は，痛みや筋力低下を感じるようになり，それらはまた，腟周囲の感覚や支持組織に変化を引き起こす．同様に，性行為や身体的接触があるとき，骨盤領域や腹筋にこれまでとは違った問題を経験することになる．

　この不快感は治療することができ，**以前のような性生活を取り戻すことができる**医学的根拠がある．骨盤帯や骨盤底に対する変化は，性に関するイメージ全体を変えるばかりではなく，日々の単純な動作をこなすことにも影響を与える．幸いにもこれらに対処する方法がある．**性器の回復過程で痛みが取れず，出産前の状態に戻りたいと望んでいる人々に役立つプログラムであると筆者は考える．**

　現実を直視しよう．産後，大部分の注意は乳児に向けられる．自分の体を管理するのは自分自身である．今日，米国における産後の入院期間は以前より短く，経腟分娩で約1〜2日，帝王切開後で3日［訳注：近年の日本の病院での産後の入院期間は，経腟分娩で4〜7日，帝王切開後で7〜10日］である．新しく母親になった女性は，自宅に帰ると乳児の世話で忙がしく，自分を回復させる期間をほとんどもてない．本書は，母親であるあなたのためのものである！　特に，骨盤底筋群や腟組織に対する産後ケアについて述べる．

　産後の持続的な会陰痛を正常とみなすのは古い考え方である．新しく母親となった女性は，安静時や活動中，または検査中に腟や生殖器の疼痛を経験していても，分娩後の診察時にそのことに触れない．それは，彼女がこの疼痛を正常であると考えているからである．感染症がなく，組織の治

癒が不十分ということもないのに，不快感があることを医療提供者に伝えると，医療提供者は標準的な方策としてのリラクセーションや潤滑ゼリーの利用を提案するだろう．ときに外科的治療が提供される．そして，生殖器の手術をするには若すぎるといわれたりするだけで，骨盤の不快感を解決するための何の方法も提示されない可能性もある．しかしながら，ウィメンズヘルスと骨盤底筋群に焦点を当てた理学療法の研究は進みつつある．筋骨格系と性的疼痛からの完全な回復を目指す産後女性に対して，この分野を専門とする理学療法士は症状の評価と治療を行うことができる．評価とは，骨盤底筋群の硬結や筋力低下，動きが悪くなっている筋肉や外陰・会陰部の皮膚のどの部分が痛むのかを特定し，治療につなげることである．理学療法士は，生理的機能をもつ器具（バイオフィードバック）を用いて骨盤底筋群を弛緩させたり，収縮させたりするすることができる．ウィメンズヘルスや骨盤を専門とした理学療法士は，筋骨格系や，膀胱や大腸の排泄機能，性機能における影響を中心に全身を評価するための教育を受けている．

このような理学療法士は，初心者レベルの教育を超えて特定の骨盤底筋群の評価テクニックを学び，性機能，泌尿器/婦人科，結腸・直腸，神経学そして皮膚病学の状態を学ぶために，継続的に教育セミナーを受けている．このような教育環境が個々の女性の機能や動きによい影響を与えることができる．米国で理学療法士を探すためには，womesgealthapta.org/pt-locator/またはhermanwallace.com/practitioner-directoryを検索されたい［訳注：日本では，この分野に精通した理学療法士を探すためのサイトは本書翻訳時点では存在しない］．この分野の治療法に対する関心と専門知識は世界に及んでいる．International Organization of

Physical Therapists in Women's Health（IOPTWH）は，模範的なウィメンズヘルス理学療法を促進し，働きかけも行うなどしており，国際的に女性ヘルスケアの改善における使命を帯びている．IOPTWH.orgのウェブサイトは，ウィメンズヘルス/骨盤グループがある23か国にリンクしている．

　筆者は，25年間にわたるウィメンズヘルスと骨盤底の理学療法の臨床を通して，自身の治療法に専念してきた．医学的に進歩している太平洋北西部では，若い母親が腟や骨盤にトラブルを抱えると，医師や助産師はしばしば筆者をはじめとするウィメンズヘルスまたは骨盤底の理学療法を専門とした理学療法士を紹介する．あまり喧伝されることのない，具体的な健康問題に対する解答が見い出せるのである！

　産後に骨盤底と生殖組織の機能回復を促進するための有効な治療，知識，エクササイズそして徒手的テクニックをクライアントに伝えると彼女達が驚くことから，筆者は本書を刊行した．彼女たちはしばしば「なぜ誰も教えてくれなかったのか」と問う．筆者は，本書がこれらの知識をほかの方法では得ることができない女性にも広めるような書籍となってくれると確信している．本書には，骨盤底の感覚と緊張の回復方法や，活動的な性生活を再開するための体の準備についての情報がある．本書では，性的活動を開始する前，開始するとき，実施した後のどの時点においても性器を損傷する場合に何をすべきか，といった実践的な説明をしている．

　これらの説明では，産後に自身の体を知り，体を回復させるためのシンプルなテクニックについてわかりやすく書かれている．これらの情報は女

性のセルフケアに対するマニュアルとして書かれているが,セルフケアを行うとき,パートナーに協力してもらってはいけないわけではない.1人で行い,独自で行うテクニックのほうがよいときもあるかもしれないが,ときにはパートナーに協力してもらったり,実際に授動してもらったりして技術を行ってもよいのである.

性的欲求は,出産による影響で異なったパターンをとる可能性がある.まず,赤ちゃんを産んだ後に性的活動を再開することは,多くの夫婦にとって挑戦であることを知らなければならない.新生児の世話を1日24時間,年中無休で行うというのは心身を疲弊させる経験である.自身とパートナー,そして赤ちゃんにとって安定した日常になるまで,大変な経験をすることになる.産後の経過を通じて,性的活動に対する興味は増減する.赤ちゃんとの絆が強くなると,自身の健康的な性的活動に対する意欲は低下する.一方で,赤ちゃんとの絆がパートナーとのロマンチックな感覚を強めるかもしれない.

女性の性的欲求は,産後に幅広くなる.腟と生殖器の不快感が続き帯下(おりもの)が多い場合や,逆に乾燥して性的な関心が起こらない場合もある.自身の性的欲求は,産後の自分の体がどのように動き,機能するのか,そして自分の体がパートナーにどのようにみえているのか,といったことへの不安や恐怖にともなって変化しうる.産後のうつや,特定の宗教や文化的な習慣などが性的活動の再開のタイミングに影響することもありうる.妊娠の心配もあるかもしれないので,パートナーや医療提供者と避妊についても話し合う必要がある.性的欲求があるのであれば,不快感をともなっていても性生活をまったく諦めることは難しい.望むのであれ

ば，自己の性的欲求と向き合い，親密な関係を再開させることを勧める．

 自身の性的欲求や不安について，パートナーと真剣に話し合うこと． 産後に体に生じた変化をパートナーと共有することは重要である．しかし，腟と骨盤底筋群やその周囲で生じる身体的変化にはほとんど気づかない．経腟分娩により腟が弱くなり，広げられたように感じる．産後にエストロゲンが減少するので，腟は一般的に乾燥する．会陰裂傷や会陰切開があれば，腟周囲の切開創や瘢痕が硬くなり，痛みをともなうことがある．各部位は，治癒した後でも痛むことがある．また，腟が緩んで感覚が低下しているように感じることがある．腹部に緊張がなく，しまりが悪いと感じることもある．排尿や排便のコントロールが低下していると感じることもある．これらのことは世間の常識として受け入れたくはないだろうが，自身の不安や恐怖をパートナーと共有することは重要である．

 ほとんどの医師や助産師は，ペニスの腟挿入や性行為の再開を産後6週間 [訳注：日本では1カ月後健診時の診察結果により医師から再開の許可がおりるまで] は待つようにと勧める． この待機期間は，一般的には医師や助産師の産後6週目 [訳注：日本では1カ月後健診] の受診によって終了する．通常，その際に担当の医療提供者が腟周囲の創が治癒しているかどうかを診察する．自分では回復していると思っていても，外陰・会陰部といわれる腟周囲や腟内部の組織の回復には，経腟分娩後，最低でも4週間は要する [日本では1カ月後健診での医師の診断が必要]．会陰切開を受けたり，腟壁の過伸展による会陰裂傷があったり，吸引や鉗子を使用したより困難な分娩であったりする場合には，6週間以上 [訳注：日本では1カ月後健診で医師の許可がおりるまで] 待つ必要がある．裂傷が肛門にまで

達している，あるいはそれ以上の深い裂傷（3度または4度裂傷）を有する女性は，一時的には性行為の再開が困難となり，より強い不快感を経験することになる．すべてのタイプの出産が腟管と腟口，およびそれらの感覚にマイナスの影響を及ぼす．どのような性的活動でも，自身が準備できていないと感じたら，休みを入れて，パートナーに要望と感情を伝えるべきである．無理に性行為を始めることはない．たとえ産後6週間［訳注：日本では1カ月後健診］の診察を待たずに性行為再開の準備ができているように感じても，医師や助産師の診察は必ず受けてほしい．性的活動を再開するために腟や外陰・会陰部の組織の治癒が不可欠であることを知り，避妊法を有効に利用してもらいたい．性行為を始める際に，腟壁が広げられたり，触れられたりして，少し痛みを感じる場合があるが，過度の痛みであったり，持続するものであってはならない．これは性生活における努力によって減っていくようでなければならない．もし痛みが軽減しなかったり，悪化したりするようであれば，医療提供者にみてもらうことが大切である．

　ときに，組織の治癒は過伸展や裂傷の重症度，用いられる縫合糸の種類，ホルモンの変化や喫煙習慣などにより遅延する．主治医は会陰・腟壁裂傷，膀胱や直腸の瘻孔，または痔のような医療行為を必要とする問題があるかどうかを評価する．加えて，多くの女性は産後，特に授乳中にエストロゲンレベルが低くなり，腟壁が一時的に乾燥し，敏感になる．性器や腟にどのように触れられようとも，喜びよりも疼痛をともなうようになる．これらの症状を経験する場合，主治医は，治療の適応であるか，または一時的な薬物療法で状態を緩和することができるかどうかを決めることができる．

もし会陰切開部や裂傷部位の持続する疼痛や，性器の腟挿入時の疼痛で，性行為を行うことができなければ，主治医を受診してほしい．手遅れにならないうちに．持続する疼痛は正常ではない．触れられることや性的経験は，疼痛をともなうことなく楽しいものでなければならない．医療提供者に尋ねたり，恐れずにセカンドオピニオンを得ることを勧める．

　本書で述べる10章にわたる項目と推奨事項は，赤ちゃんを産んだ後に起こる体の変化と格闘しているすべての産後女性に必要なことであると筆者は確信している．性器への接触，腟挿入を含む活動的な性生活を取り戻すために，本書では重要な知識，エクササイズ，活動を解説している．本書の最初の2つの章は，外陰・会陰部の解剖を概説し，クライアントの体を評価できるように外陰部と筋肉の一般的な評価方法を示している．本書の残りの章では，組織の可動性が制限されたり，弱くなったり，筋緊張が低下したりすることで引き起こされる疼痛を最小限にするための方針を示すことにより，不快感や持続的な疼痛をともなう問題に対処する活動法を解説している．鎮痛と性的刺激のための呼吸法にも触れている．女性の回復はそれぞれに特有なものであるが，すべての女性は本書で述べられている知識やエクササイズ，活動方法から，産後の腟挿入や性行為などの活動的で満足のいく性生活を得ることができるだろう．たとえ性行為が目的でなくても，生殖領域において持続する不快感がある場合は，これらの項目が同じように役立つと考える．

用 語 集

―外陰・会陰部の解剖用語/状態

1　全体的な領域

外陰・会陰部(perineum)：両坐骨と恥骨，尾骨の間の骨盤底の表層領域のことをいい，尿道口，肛門，腟口において筋，臓器，腺と同様に構造的な支持機能を有した皮膚と筋膜も含む．恥骨と尾骨，そして2つの坐骨に挟まれたダイヤモンド形の一帯のことをいう．

2　外陰・会陰部の解剖学的領域

会陰体(perineal body)：腟口と肛門の間にあり，筋肉と筋膜が接合する線維性の筋接合部．表層と深層にある骨盤底筋群が結合する部分でもある．骨盤底筋群の多くがこの部分に結合している．会陰体の領域は，分娩の際に会陰切開や裂傷を受ける可能性のある部分である．会陰腱中心とも呼ばれる．

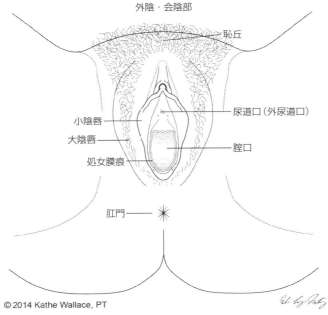

図1 外陰・会陰部の基礎的な部位

外陰部（vulva）：会陰体（会陰腱中心）から恥丘までの領域をいう．表層の目にみえる部分を指し，大陰唇・小陰唇，陰核（クリトリス），尿道口，腟口，会陰体を含む．この領域はしばしば性器や生殖器とも呼ばれる．

腟前庭（vestibule）：小陰唇内側の卵円形の領域で，腟口領域とは腟，腟前庭腺，尿道口を含む．

陰唇小帯の後方（posterior fourchette）：腟口の下方で陰核とは反対側に位置する粘膜性の皮膚の領域．この皮膚は性行為や出産時に伸張される．

3 外陰・会陰部の詳細

大陰唇（labia majora）：陰毛で覆われた腟の近くにある厚く軟らかい，外側の唇状の皮膚．

小陰唇（labia minora）：薄く，色素をより多く含んだ内側にある垂れぶたのようになっている唇状の皮膚．これらは陰核と結合する．

恥丘（mons pubis）：恥骨の上にあり，陰毛で覆われた脂肪部．

腟口（introitus）：腟の開口部．腟とは，子宮と外陰・会陰部をつなぐ管をいう．

処女膜痕（hymenal remnant）：分娩後の裂傷後に腟口を取り囲む処女膜の残った膜片．

肛門（anus）：直腸の開口部で，排便のための排出口．

尿道口（urethral meatus）：排尿するための尿開口部を指す用語で，尿道とは膀胱と外陰・会陰部をつなぐ管をいう．

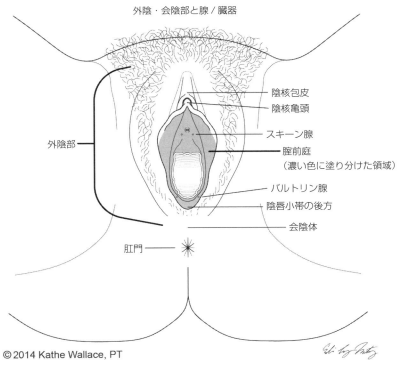

図2 外陰・会陰部の詳細

4 分泌腺/器官

スキーン腺(Skene's gland)：尿道口近くの腟前壁（頂部）に位置する腺で，この腺は通常，直接刺激された際の性的興奮中に潤滑液を分泌し，女性が射精する原因となる．この腺は腟のG-スポット領域の一部である．

小前庭腺または女性の前立腺とも呼ばれる．

バルトリン腺（Bartholin's gland）：骨盤底筋群の間に位置し，腟に潤滑液を供給する．大前庭腺とも呼ばれる．

陰核（クリトリス，clitoris）：性的刺激に対する女性の勃起器官（男性のペニスに相当する）．陰核は鳥の鎖骨のような形をしており，3つの主要な部位に分けられる．すべての部位は性的感覚を有している．

1. **陰核亀頭**（glans clitoris）：陰核の頭部または外側部
2. **陰核包皮**（clitoral hood）：包皮と呼ばれる亀頭を覆う保護皮膜
3. **陰核脚**（crus of clitoris）：腟陰核亀頭と両側の腟を結ぶ，陰核の脚のような延長部分

5　骨盤底筋群

　骨盤底（pelvic floor）は3層構造で，複数の筋群からなる．**図3**の矢状面は表層骨盤底筋群（第1層と第2層）と深層骨盤底筋群（第3層）を示している．この筋群は，一般的にケーゲル筋群と呼ばれている．生殖筋群の筋緊張と機能低下，腹圧性尿失禁そして性機能の改善の治療に対する骨盤底筋群の筋力強化に寄与した米国人医師により名づけられた．場合によっては，これらの筋群を強化しなければならず，ほかのケースではストレッチやリリースが必要な場合もある．筋肉がどのように作用するかについてのより詳細な情報は，**5章**，**7～9章**を参照されたい．

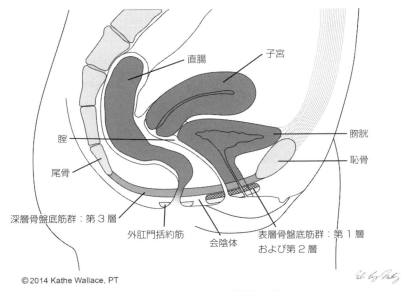

図3　骨盤底筋群および臓器の断面図

6　表層骨盤底筋群：第1層および第2層

　この両者の筋層は外陰・会陰部の出口を囲んでいる．これらの筋群は括約筋であり，尿道口，肛門，腟口を開閉する．第1層にある2つの筋群は陰核に付着し，陰核を動かすことができる．

7　深層骨盤底筋群：第3層

　この層は骨盤の底部を形成する筋群を含んでおり，恥骨から尾骨へ吊っ

ている状態である．これらの筋群は適切な位置で腟と内性器を支持し，収縮時には腟と直腸管をピンと張らせることができる．多くの女性はこの層にある筋群のことを骨盤底のすべてと考えているが，実際は筋群の一部にすぎない．これらは肛門挙筋として知られている．骨盤底筋群に対するより詳細な情報は**付録**を参照されたい．

8 そのほかの用語と状態

筋膜（fascia）：筋膜は全身に存在する皮膚の下にある結合組織である．筋膜は，筋肉間，骨，内臓器の間や周囲に位置し，密になったり薄くなったりして筋肉や内臓器，神経，骨，血管をときに包み込む．

会陰切開（episiotomy）：会陰体の領域にある腟と肛門の間にある切開創に対する用語である．分娩を迅速に行う必要があるとき，胎位異常があるときや医療提供者が経腟分娩中により広く裂傷が起きそうであると判断したときに，医療提供者によって実施される．回復期間中は不快感をともない，産後数力月間にわたり腟挿入時の疼痛の原因になりうる．

悪露（lochia）：悪露は，子宮が分娩から回復する際に起こる子宮からくる産道（腟）の正常な分泌物である．悪露は月経と同様のにおいを有している．通常，数週間かけて色は赤から黄白色へと変化し，量も減少する．

概　観

―出産は女性の体をどう変え，性的能力を試そうとしているのか．
　それが変わると何が起こるのか？

　筆者のクライアントの多くは，分娩時に「下の方」で何が起こるのかを知りたがる．2つと同じ分娩は起こらないものだが，筆者の臨床経験から，セルフケアによって症状が改善する女性が経験する問題はシンプルに2種類に分けられると考える．1つめの問題のタイプは，腟と外陰・会陰部組織の可動性の制限によるものである．外陰・会陰部と腟における可動性の制限は，筋肉の痙攣の有無にかかわらず存在する．筋肉の痙攣や発痛点（トリガーポイント）とは，腟の領域における疼痛や縫合，過伸展に対する反応のことである．2つめの問題のタイプは，筋力低下と筋，筋膜そして靭帯の伸張を原因とした緩みによるものである．経腟分娩中に，骨盤底筋群，筋膜および靭帯は伸張され，ときに損傷する．両タイプの問題は，性行為中，腟挿入時，性器の表面や周囲に触れるだけでも疼痛を引き起こす．本書で述べる特定のテクニックを読めば，産後の体の変化に関する2種類の問題を深く理解でき，有益な情報を得ることができると筆者は考える．

問題1：会陰切開による疼痛と可動性制限

それぞれの出産によって異なるが，胎児が産道を通過することで，**外陰・会陰部と腟の内壁に対して損傷を引き起こす**．会陰裂傷や損傷は，経腟分娩による何らかの結果である．こういったことは，難産を補助するために吸引や鉗子を使用した場合などに起こりやすい．分娩に対して援助が必要なとき，たいてい会陰切開が施行される．これらの処置による損傷は，接触や，動作の際に可動性の制限や疼痛を引き起こす．これらの損傷は，歩行困難や，日常活動の中でのそのほかの問題も引き起こす．

腟壁や筋群，筋膜に対する内部の損傷は目にみえないため漠然としており，産後は気づきにくい．腟組織に対する擦過傷が疼痛を引き起こす場合があるが，たいてい産後の最初の6週間以内に改善するとされている．産後の腟壁損傷は，程度によってただちに縫合し，治療する必要がある．著しい内部損傷には，骨盤臓器を支持する筋膜からの筋の剥離を引き起こすものがある．この剥離は，疼痛を伴うこともあるが，一般的な症状は体から臓器が落ちていくような緩みや弱化を感じるというものである．これを骨盤臓器脱と呼ぶ．

外陰・会陰部に対する会陰裂傷や損傷の重症度は，損傷または外陰・会陰部の変化が大きいほど高い数値で評価される．**表1**に医療専門職が使用する会陰裂傷度合の評価基準を概説している［訳注：この基準は日本においても同様に使用されている］．女性が分娩時に会陰裂傷や損傷の程度について話す際にも，これらの用語は医療従事者にも通用する．

どのようなタイプでも外陰部損傷や会陰裂傷を受けると，自由な動きに

表1　会陰裂傷

度数	影響のある領域
1度	皮膚と腟周囲の粘膜
2度	皮膚，腟周囲の粘膜，腟と直腸と最初の2層の筋群の間の結合組織．会陰切開は外科的な2度裂傷
3度	皮膚，腟周囲の粘膜，腟と直腸と深層の筋群の間の結合組織．肛門括約筋の部分的な損傷がある
4度	皮膚，腟周囲の粘膜，会陰体，肛門の筋肉および直腸管の前壁，内肛門括約筋と直腸粘膜の損傷．腟から肛門に通じる損傷がある

制限が生じる．あらゆる制限に対するストレッチやリリースの実施は，たいていの場合において改善への最初のステップとなる（**4章**，**6章**，**7章**を参照）．硬く動きを制限された筋肉を鍛えてしまうことは，多くの場合さらなる不快感を招くうえに，専門家の指導を受けずに性行為を行う傾向に陥り，疼痛をさらに悪化させてしまう女性をみてきた筆者の臨床経験からいっても，一般的に間違いである．筋肉や皮膚の可動性が良好であれば，筋力強化エクササイズは疼痛を伴うものではない．性行為やあらゆる活動に先立ち，外陰・会陰部と腟の個人的な機能評価（**2章**を参照）を行うことは重要なステップとなる．

1　骨盤底筋群の硬結，痙攣，発痛点（トリガーポイント）

　分娩または難産時の長時間にわたる圧迫は，骨盤部における**筋硬結／痙攣**または**発痛点**を発症するリスクを増加させる．骨盤底筋群に対する外傷や損傷もまた，発痛点の発生につながることがある．発痛点とは，持続的な疼痛や筋の運動制限の原因となる領域のことである．一般的に，索状硬

結または筋硬結といわれ，触れる際に局所領域に疼痛を引き起こすうえ，ときに筋の発痛点から離れた領域でも疼痛を引き起こすことがある．意識または無意識下での骨盤底筋群の収縮は，発痛点の原因となる．筋硬結/痙攣と発痛点はいずれも，妊娠後期または分娩中にいつでも起こりうる．発痛点は，筆者の臨床経験上，本書で述べている直接的な圧迫やストレッチテクニック（**4～7章**を参照）が最も効果的である．

問題２：骨盤底筋群の筋力低下と緩み

　筋群，筋膜，そして神経の伸張は，ほとんどの経腟分娩で生じる．これは骨盤底筋群の筋力を低下させることがある．たとえ骨盤底筋群の筋力が強かったとしても，分娩により支えとなる筋膜に伸張と緩みを引き起こすことがある．この緩みは，骨盤の重苦しい感覚や臓器が外に出てしまうような感覚を引き起こしうる．これは，排尿と排便の変化の一因ともなる．

　排尿と排便に関する問題は，いったん会陰が治癒すれば起こることはない．緩みすぎたり伸張されすぎた筋肉は，臓器をしっかりと支える筋収縮を生み出すことができなくなる．筋肉に損傷が起こると腟の強度や感覚が変化し，尿失禁や排便の問題を引き起こすこともある．くしゃみ，咳，笑いや物をもち上げる際に尿漏れがある，または排便時に切迫感を伴った便失禁，トイレに行くまでに下着を汚す，といったことがあれば，医療提供者を受診し，これらの問題について相談するとよい．こういったことは一般的に想像されるよりもよく起こることであり，専門家はこういった症状に対する知識を豊富にもっているので，助けとなってくれるはずである．本書における骨盤底筋群の筋力強化エクササイズは，排尿や排便のコントロールを回復させるための最初のステップの１つである．

産後の女性の中には，腟から何かが落ちて出てしまう感覚を訴える女性がいる．このような女性はおそらく，骨盤臓器脱（pelvic organ prolapse：POP，単純に「脱」とも呼ばれる）を経験している．脱とは，分娩後に起こる膀胱，直腸，子宮の位置の構造的な変化であり，腟管の内側または外側への膨隆を引き起こす．このような変化は，骨盤底筋群と筋膜支持が伸張されたり，裂傷されたりするときに起こる．コクランライブラリー（Chocrane Library）における主要な医学研究のレビューによると，子どもを有する女性の50％はある程度の脱を有しているとのことである．脱は，症状を引き起こすことなく存在する場合もある．症状はたいていの場合，腟の中の膨らみや膨満感として起こる．タンポンが以前のように合わない，または尿の出方が変化したように感じるといった訴えがみられる．多くの女性が，腟と外陰・会陰部の支えの弱まりと緩みを感じる．この感覚は多くの場合，物のもち上げやいきみ，咳，くしゃみまたは長時間の立位や子どもの抱っこなどで悪化している．

　主な影響を受けた領域が尿道領域や腟の前壁に関連している場合，構造的な変化により排尿後の座面への尿滴下が起こり，尿勢の角度や尿の出方が以前とは変化したように感じる．活動にともなった尿漏れは，腹圧性尿失禁と呼ばれる．脱の症状が重度であれば，尿の流れはゆっくりとなることがある．

　影響を受けた主な領域が直腸に関連する場合，構造的な変化により排便困難や，残便感を感じるかもしれない．女性が排便のために，直腸の周りの領域を押したり，支えたりしなければならないと訴えるのはよくあることである．この支持的な圧は，スプリンティング（splinting）として知ら

れている．外陰・会陰部を支えるためのテクニックを知らないと，便が動かなくなり，排便できなくなる可能性がある．

　脱は，性行為の際の痛みの原因となる．靱帯，筋膜そして筋が伸張されているか，あるいは裂傷を起こしているとき，臓器は正しい位置にとどまることができず，性行為や腟挿入に不快感を経験する女性もいる．彼女らは腰の下部や下腹部の圧迫感や骨盤の重苦しさを感じて，性的活動を低下させうる．たとえどんな症状であろうとも，女性の毎日の活動を行う能力だけでなく，自己に対するイメージにも影響する．骨盤底筋群に対する筋力強化エクササイズにより脱の悪化は防げる可能性があり（**8章**を参照），また正しい方法で継続して行えば，ステージ1（軽症の段階）まで骨盤臓器脱を修正できることもある（**表2**を参照）．

　以下に，医師，看護師，助産師が一般的に脱を説明するのに使用する用語を紹介する．

脱（prolapse）：臓器の位置の変化を説明するのに使用される一般的な用

表2　腟内で観察される脱の段階

段階	前または後ろへの下降の程度
0	腟壁の下降がない
1	下降が処女膜輪より1cmまたはそれ以上上方にある
2	下降が処女膜輪より上方1cmおよび処女膜より下方1cmの間にある
3	下降が処女膜輪よりも1〜2cm下方にある
4	下降が処女膜輪を過ぎ，2cm以上である

語．直腸，子宮，膀胱や尿道は位置が変化することがあり，腟内に膨らみや重苦しさを感じることがある．

膀胱瘤（cystocele）：膀胱の位置が下方に落ちている状態のことで，腟壁（前）の最上部で押される．ときに，前壁の緩みと呼ばれる．

直腸瘤（rectocele）：直腸が腟壁の後ろ（後壁）に落ちて押し出されている状態．後壁の緩みと呼ばれる．

　1日中身体的活動を行ったり重いスーツケースや箱のもち運びを行うなど，特定の出来事の後で，これらの変化に気づく女性もいる．これらの膨隆は，咳やベビーベッドから子どもを抱き上げた後にだけあらわれることもある．いきまなくても，それらの症状があらわれることもある．このような女性が訴える症状とは，臓器の脱出または腟壁の弱さである．

　脱は，たいていの場合，クライアントに最大のいきみを行ってもらい，いきみの影響を観察することで医療提供者が評価・診断を行う．医療提供者は，腟からどの程度脱出しているかで脱の度合いと段階を評価する．腟からの観察によって，臓器の下降が処女膜輪の上にあるか下にあるかを評価する．

　筆者の臨床経験上，臓器が処女膜よりも1cm以上下降している場合，クライアントはたいてい臓器が体から外に出てしまうような感覚を訴える．この状態は，骨盤底筋群の筋力強化エクササイズを行い，姿勢と行動習慣を改善することで治療することができる．骨盤底筋群の筋力強化と持

久力のエクササイズは，臓器を支持する筋肉を作るのを助け，脱の症状を最小限にする．もう1つの非外科的な治療には，ペッサリーによる治療がある．ペッサリーは，(避妊のために用いられるタンポンやペッサリーのように)腟内に入れて臓器を支持する器具で，乳房を支えるブラジャーのように内臓を支えるものである．筆者の臨床経験によれば，ペッサリーによって臓器が正しい位置に保たれていれば，骨盤底筋エクササイズを容易に行えると報告するクライアントもいる．また，このような女性で脱の症状が軽減したと報告クライアントもいる．ペッサリーは性行為中に取り外すが，腟内に挿入したり取り外したりするのに特別な注意点がありテクニックが必要である．ペッサリーは，産科医，婦人科医，泌尿器科医により適合される [訳注：日本におけるペッサリーの装着方法には，以下の2つの方法がある．①連続装着方式：医師により装着され，定期的な確認も医師により行われる．②自己着脱方式：クライアント自身で着脱する(夜間は取り外す)方法で，ペッサリー管理に詳しい施設で実施・指導される]．

2　出産により起こるそのほかのこと

　妊娠と出産は，痔のリスクを増加させる．比較的大きな胎児，長時間の圧迫，分娩時のいきみまたは外傷性の出産によって，肛門内や周囲の静脈が怒張したり，または腫れたりするリスクを大きくする．肛門や直腸下部へ供給する静脈に変化が生じると，痔は発症する．静脈の腫れは，肛門の外側周囲や目にみえない内部にできる．この腫脹は，ときに坐位や排便で疼痛を伴い，直腸出血や掻痒を引き起こす．座浴(腰湯，**1章**を参照)の項目と，それ以降で解説する良好な外陰・会陰部ケアの推奨事項(**1章**を参照)を実施することは，症状を軽減するための最初のステップである．

疼痛がなくなるまでは，くれぐれも便の適度な軟らかさを保ち定期的な排便を心がけ，分娩後に処方された薬剤を服用すること．一般的に痔は6週間程度で改善する．

　分娩後初めて，あるいはよく起こる症状の1つに，腟管からの空気の通過現象がある．これは，腟排気音と呼ばれる．子どものいない女性にも起こることがあるが，経腟分娩後はより頻繁に起きやすい．子どものいない女性においては一般的ではないが，経腟分娩後にはしばしば起こるか，あるいは増加することがある．ほとんどの女性は腟から生じるこの音に少なからず困惑し，直腸からのガスのふりをする．分娩後に女性が坐位から立位へと姿勢を変えたとき，ヨガのポーズをしているときや性的活動中に，腟排気音はより頻回に起こることがある．この音は体に害になるシグナルではないが，筋肉と筋膜の過伸張の結果によるものである可能性がある．よい情報として，この音に関連したにおいがないことである．もし便臭があれば，直腸腟瘻のような重篤な問題のサインである可能性もあるので，ただちに医療提供者にこの症状について相談すべきである．

　会陰・腟壁裂傷は，腟表面または腟内，および腟口にある擦過傷や創，裂傷である．会陰・腟壁裂傷の最も一般的な原因は，経腟分娩と過度の伸張をともなう腟挿入である．多くの女性は，出産以前の大きなペニスを有するパートナーとの性行為，腟の乾燥時や潤滑液の不足時などに特に激しい性行為を実施すると，会陰・腟壁裂傷を経験する．これは通常，自然に治癒するものである．会陰・腟壁裂傷の一般的な発症領域は，陰唇小帯の後方である．経腟分娩で胎児が腟管を出る際に生じる会陰・腟壁裂傷が発見されることは稀で，胎児が腟管を通る際の「車のスリップした跡」のよ

うにあらわされる．腟内の変化を分娩後すぐに評価するのは困難であるため，継続する問題がある場合，分娩後に医療提供者を受診することは重要である．

　瘻孔は，開口部または臓器間に生じる異常な通路である．直腸，腟，そして膀胱といった臓器間に，瘻孔と呼ばれる異常な通路が形成される．これは出産時の損傷により起こりうるが，すぐには認識されないことがある．症状は，痛みに加え腟から便や尿が出てくる状態である．これらは一般的に外科的手術によって正常な機能へと治療される．

　腹部の強度は，胎児が大きくなり腹筋を伸張することにより変化する．これは筋力低下を引き起こし，ときに腹部の前壁を下方に向かって裂け目を作る．この裂け目（離開）は腹直筋離開（diastasis rectus abdominis：DRA）として知られおり，**10章**で触れる．腹部はしばしば数カ月にわたり伸張され続けることにより，ストレッチマークをもつ．緩みと虚弱が問題の原因である場合，腹壁は産後の回復において鍵となる筋群の1つとなる．

　では，各項目から始めよう．体を理解するためにできることや出産からの回復を支援するための専門的な知識について解説する．

第1章　洗浄，衣服とケア

―出産直後とその後の外陰・会陰部の変化

"痛い！　こんな部位をどうやって治したらいいの？"

産褥期の早期において，外陰・会陰部の痛みと不快感はよくみられる． 性的活動に戻るとき，誰もが骨盤領域全体がすぐにでも治癒したらよいと考えるし，気分がよいに越したことはない．分娩時の会陰切開の際に小さい裂傷や皮膚の引きつれ，切り傷を呈したかどうかにかかわらず，腟周囲の皮膚や筋肉には特別な注意や治療が必要である．これらのセルフケアのコツを知っていると，微小な不快感を治す一助となる．これらのセルフケア指導は，生涯を通じてのクライアントの健康な外陰・会陰部の維持に役立つ．

1.1　生殖器/外陰・会陰部に対する最初の産後ケア

　分娩後，最初の6〜8週で，子宮は非妊娠時の大きさに戻る．この間に，子宮は悪露と呼ばれる分泌物を産生する．多くの女性は，分娩後の腟のみた目と悪露のにおいを極度に気にする．しかしながら，悪露は正常でもに

おいがあるものであり，実際に外陰・会陰部と腟を過度に洗浄することで細菌の異常繁殖に至ることもある．患部のこすり洗いによって不快感を生じるだけでなく，敏感な皮膚にも悪い影響を与える．腟には自浄作用があり，筆者は水のみを用いてやさしく洗うだけで十分であると考える．生理用ナプキンやパンティーストッキング，窮屈な衣服を長時間にわたって装着する場合，皮膚刺激やカンジダ腟炎（vaginal candidiasis）に注意する必要がある．皮膚への刺激が少ない生理用ナプキンを着用し，皮膚に呼吸させるために頻繁に交換することが重要である．刺激を最小限に抑えるために，パンティーライナーよりも木綿製で経血の流れを妨げない生理用ナプキンを使用し，皮膚を刺激しないようにする．筆者は日常臨床において，木綿の下着を着用し，可能であれば月経期間中は下着なしで過ごすことを検討するよう指導している．

1.2　血液循環の改善：座浴（腰湯）

　外陰・会陰部の血液循環やリラクセーションは，出産直後の12時間で行う冷/温水座浴で促進される．座浴は，清潔を保ち，組織の痛みを和らげるために外陰・会陰部を温水につけて行う．これは，分娩後早期の脱肛に対するケアとしても一般的に利用される．分娩後，病院で座浴を行うこともあるうえ，これなら自宅でも続けることができる．通常の入浴より早く済ませることができ，効率的である．また，生涯にわたり外陰・会陰部の衛生を保つためにもよい方法である．トイレの便器に掛けて使用する座浴用の水鉢（市販品がある）が必要である．水鉢に外陰・会陰部を浸せる程度に十分な量のぬるま湯または冷水を入れる．リラックスし，最大限の効果を得るためにゆっくりと時間をかけて行う．10〜20分の時間をたっ

た1人で過ごすことになるため，休息にもなる．入浴後は，決して外陰・会陰部をこすらず，**軽く叩くようにして乾燥させる**．あるいは，好みに応じてヘアドライヤーの弱/冷風を使用して，皮膚への刺激を最小限に抑えることも勧められる．部位を乾燥させすぎないように皮膚から8インチ（約20 cm）離してドライヤーを保持し，数回前後に動かす．

1.3　洗浄領域

　外陰・会陰部の皮膚は敏感で，特別な洗浄ケアが必要である．これから述べるコツは，外陰・会陰部の刺激を最小にすると筆者が考えるものである．

　外陰・会陰部は，排尿や排便後に圧搾ボトル（会陰ボトル）を用いて洗浄できる．ボトルの中には水のみを入れて使用する．股間に向かって保持し，前方から後方（肛門）に向かって水を噴出させる．外陰・会陰部に対しては，いかなる種類のシャンプーや石鹸の使用も避け，自然由来あるいは低刺激性の無香料の洗浄剤を使用する．外陰・会陰部のこすり洗いと腟洗浄（腟内への圧注を含む）は，行わないようにする．治癒組織や外陰・会陰部の皮膚に対する残留する糞便の接触や尿路感染を防ぐために，前方から後方の肛門に向かって軽く叩いて乾燥させ，常に清潔に保つことが重要である．通常，分娩後早期の数日間は，柔らかいガーゼで軽く叩いて乾燥させることを勧める．部位の接触に敏感な場合は，冷風に設定したヘアドライヤーを短時間使用することもできる．

1.4　痛みを和らげる：寒冷療法と温熱療法の適用

　外陰・会陰部の腫脹は一般的であり，寒冷療法と温熱療法は痛みの緩和に有用である．分娩直後の48時間は腫れに対して寒冷療法を適用する．砕いた氷はキューブの氷よりも効果が高いが，薬局などで販売されているジェルパックのほうがよい．外陰・会陰部に適用するために，市販食品に付いてくる保冷用個装ゲルパックや冷凍コーンなどの専用の袋［訳注：食品の密閉式冷凍保存用バッグ］を保管しておいてもよい．その袋またはパックをタオルで包み，皮膚を直接冷やさないようにして，10～20分外陰・会陰部に当てる．最初の48時間で，温熱療法に切り替える．電気座布団または湯たんぽで痛みが和らぐ場合がある．木綿のタオルや布を使用し，再び皮膚を温める．1回につき10～20分間温めること．特に腫れがひどい場合，寒冷療法と温熱療法を交互に用いる方法も有益である．最初の5分間は寒冷療法，次の5分間は温熱療法というように，合計20分の間に2回交互に行う．

1.5　痛みを和らげる：坐位姿勢のセッティング

　通常は，外陰・会陰部への圧痛を感じずに，坐位姿勢で授乳やセルフケアを行える場所が自宅に1～2か所あることが最も望ましいと筆者は考える．両大腿または坐骨の下にクッションを配置し安定した座面を作り，疼痛のある領域に体重負荷がかからないようなスペースを作る．クッションを用いて，足の裏全面を床につけて椅子や座面に均等に座り，一側に体が傾かないようにすると，外陰・会陰部の縫合部分の引きつれや腰痛の原因となる背中のねじれた姿勢を避けられる．ドーナツ型のクッション（円座）

は座面を不安定にするため，短時間の利用時にのみ推奨される．目的は，外陰・会陰部への圧迫を軽減することである．

　上記のコツは特に産褥期に推奨されるが，これから述べる下記の事項は，生涯にわたって応用可能な一般的な外陰・会陰部ケアに関する筆者の推奨事項である．**これは，すべての女性が良好な外陰・会陰部の状態を生涯保ち続けるために知っておくべき情報である．もし読者に娘がいるなら，この情報を伝えるとよい**（表3）．

1.6　生涯続ける良好な外陰・会陰部ケアの推奨事項

　外陰・会陰部に対して石鹸，洗浄剤，ボディソープの利用を避けること．外陰・会陰部の内部領域（腟前庭ともいう）または腟口を普通の石鹸で洗うと，ヒリヒリとした刺激をもたらす場合がある．腟前庭の一部と腟口の皮膚は，口の中と同じ組織型の皮膚である．自分の口を日常的に石鹸で洗うことがないのと同様に，腟の内側も洗ってはならない．洗浄剤を使用する場合は，陰毛の外部領域にだけ使用すること．通常，無香性の洗浄剤（Cetaphil®やBasis®など）が推奨される．

　毎日使う製品が外陰・会陰部を刺激することがある．これらの製品には，デオドラント効果のある石鹸，バブルバス（泡風呂）入浴剤，シャワージェル類，タルカムパウダー（滑石粉），洗浄剤，香料入りの石鹸や洗浄剤，脱臭・消臭剤や消毒剤などが含まれる．これらは，下着を洗濯するために使用する製品にも含まれる．そのような製品は，皮膚の痛みや不快感を起こす可能性がある．また，パーソナルケア用品は腟の組織化学作用

表3 外陰・会陰部ケアの推奨事項まとめ

最も推奨される外陰・会陰部ケアの方法	避けるべきこと
木綿素材の下着と衛生用品	合成素材の下着，パンティーストッキング，タイツ，木綿素材ではない生理用ナプキン
体を締めつけないズボン，スカート，または運動服	伸縮性の高いジーンズやタイトなズボン，水着，レオタード，Tバック下着，ポリウレタン製品の長時間着用
無香性洗剤での洗濯と数回のすすぎ	香料入りの洗剤での洗濯
ぬるま湯や冷水を使用した指先のみによる外陰・会陰部の洗浄．乾燥させる際にはこすらず軽く叩く	腟洗浄（ビデ）として知られる強い水流での腟洗浄．熱いお湯，石鹸，ボディソープや洗浄用タオルを利用する
無香料の中性石鹸を用いた一般的な入浴と洗浄	石鹸や洗浄剤を使用した外陰・会陰部の過度な洗浄．入浴中における香料入りの刺激性石鹸あるいは消臭・脱臭効果のある石鹸と外陰・会陰部の接触
動きのある坐位と立位での活動を交互に行う．長時間の坐位では人間工学に配慮された椅子とクッションを使用すること	快適でない，または体に合わない椅子や自転車のサドル上での外陰・会陰部への長時間にわたる圧迫

（腟pHともいう）を乱すことがあり，皮膚刺激薬に注意する．特に敏感だと感じる場合，刺激性の化学物質を含む香料入りの洗濯石鹸や乾燥機用柔軟剤シートの使用を避ける．下着だけを分けて洗濯し，数回すすぐこと．香料不使用かつ木綿素材の生理用ナプキン，または皮膚を刺激しない天然繊維のものを使用することを筆者は勧める．

洗浄テクニックを習得することで，外陰・会陰部の不快感を最小限にしうる． 大陰唇と小陰唇の皮膚は，浴用タオルを用いるよりも陰唇の両側に

指を当てて，水またはぬるま湯で洗浄すべきと筆者は考える．例えば，排尿や排便後に，外陰・会陰部専用の洗浄ボトル（ペリボトル）を使用するといった特定部位の洗浄を続けることもできる．こうすることで，トイレットペーパーで拭くことによる皮膚への刺激を最小限にすることができる．外陰・会陰部専用の洗浄ボトル（ペリボトル）はまた，性的活動の後に使用することもできる．腟自体に自浄作用があるため，腟洗浄や腟内へ水を吹き入れる必要はないうえ，推奨されない．過剰な洗浄は問題を引き起こすこともあり，健康的で自然な腟内のバクテリアのバランスを狂わせてしまうこともある．これらのテクニックは，敏感な外陰・会陰部の皮膚への刺激を最小限にする [訳注：温水洗浄便座の利用も有効である．しかし，温水洗浄便座の水流は洗浄ボトルよりも強い場合があるため，分娩時に会陰切開をしたり，裂傷がある場合に，強い水流で当てすぎないようにする．痛みのない水流で当て，洗浄しきれない部分はその後トイレットペーパーで拭き取ること．なお，くれぐれも腟内に影響する強度の水流での洗浄は避けること］．

　剃毛，ワックスやシュガーリング [訳注：レモン果汁と砂糖水の混合物を用いた脱毛法] による脱毛は一般的ではあるが，外陰部の発毛は自然なことであるうえ，皮膚を保護する役割がある．剃毛や脱毛は，衛生的な行為とはいえず，分娩後やそれ以降においても必要ない．

良好な外陰・会陰部のスキンケアとは，その領域に新鮮な空気の出入りがあることを意味している．皮膚呼吸を阻害するような窮屈な衣服の着用は避ける．股間部や外陰・会陰部全体に木綿製の下着を着用すること．これにより皮膚呼吸を促し，最も衛生状態を良好にする．

第2章　骨盤各部の名称

―チェックポイント

"本当に痛い，でもそれがどこなのかわからない"

　出産後に性行為や性的活動の再開時に遭遇する障害について，多くが語られることはほとんどない．経腟分娩後に，女性が性的活動を再開することについて不安をもつのはごく普通のことである．それが不快であろうことをすでにわかっている女性もいるであろう．性的活動中の不快感に対する治療は，何がうまく機能していなくて，何が痛いのかを理解することから始まる．それをパートナーや医療提供者に説明し，伝えることがとても重要である．

　サリーは6カ月前に男児を出産した．サリーは，腟挿入時に毎回ナイフで刺されるような感覚を感じたため，性行為を行うことができなかった．彼女は出産時に会陰切開を施行され，産後6週目の受診時に，医師より性行為を行う許可を得た．彼女はその週に性行為を行おうとしたが，行えなかった．彼女は再び医師を受診し，鎮痛クリーム

を処方され，理学療法士を紹介してもらった．サリーは，自分のような症状の治療を専門とする理学療法士がいることに驚いた．

サリーの最初のステップは，彼女の症状がどこからくるのかを特定できるようになることであった．彼女は，会陰についての知識があまりなく，触れたときに何が痛むのかもわからなかった．

問題を特定することができたときに回復は始まる．体の観察とチェックは，領域に疼痛がなく性的活動への準備ができているかどうかを自身で確認する1つの方法となり，性的活動を再開する前にエクササイズが必要かどうかを決定する方法ともなる．

つまり，鏡を用いて外陰・会陰部をみて，皮膚を動かし，問題の領域を特定するということである．この行為によって，悩みから解放される女性も，恐怖や嫌悪感をもつ女性もいるだろう．それでも性生活を再開しようと考えるのなら，自らの体，特に生殖器を理解することは非常に重要なことである．この理解が，問題の発見と喜びに満ちた性生活の再開へと導くであろう．自分が快適と感じることを行い，もしサポートや助けが必要ならばパートナーを頼るとよい．目的を忘れないこと，そして自分の体についての知識を得れば必ず満足度の高い性的活動を再開できるようになると信じること，これが重要である．

体のほかの領域と同様，完全な性的活動を再開するには皮膚と筋肉が回復する必要がある．米国の一般的な推奨事項では，腟挿入を含む性行為を行うには分娩後6週間［訳注：日本では1カ月］待つようにとされている．

2.1　観察に向けての準備

　携帯用の鏡を用意し，外陰・会陰部を観察しやすい姿勢をとる．外陰・会陰部を触ることも推奨される．その際は清潔な手で行うか，ビニール製またはニトリル製手袋を装着して行うとよい．

　下記の通り，3つの姿勢がある．最も快適と感じるものを選択する．

- 仰向けになり頭を枕の上に置く．膝と膝を離し（膝の下に枕を置き支えにしてもよい），足を軽く揃える．
- 便器に腰掛ける．足を開き，外陰・会陰部がみえるように座る．
- 浴槽の縁に片足を置き，鏡を保持して外陰・会陰部を観察する．

2.2　外陰・会陰部のチェック

　外陰・会陰部のチェックとは，鏡を用いて皮膚と腟口をみて，骨盤底筋群の評価を行うことである．問題をみつけられれば，疼痛の領域を特定し記録することもでき，さらにこの情報を医師やパートナーと共有することもできる．領域の解剖図は**図4**を参照のこと．

- 鏡を用いて，会陰体を特定する．皮膚の伸張や会陰切開からくる発赤，腫脹，瘢痕などの皮膚の炎症を探す．
- 腟の外へ組織が出ていないかをチェックする．深層の筋群と靭帯が伸張している場合，腟壁の表層の腟壁が落ち込んだり，脱 (prolapse) が生じることがときにある．腟と膀胱の両方を共通して支持する領域におけ

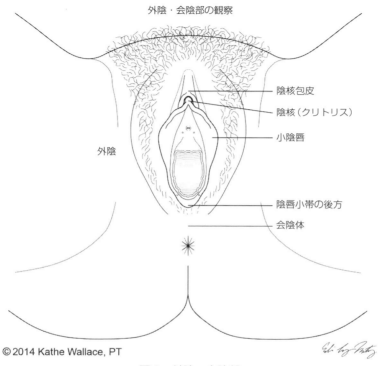

図4 外陰・会陰部

る変化は，一般的に膀胱瘤（cystocele）と呼ばれる．後壁の変化は直腸瘤（rectocele）と呼ばれ，直腸を支持する腟の領域に関係している．これらの用語を知ることで，医療提供者とコミュニケーションをとるのに役立つ．

2.3　動かす，そして外陰・会陰部をチェックする

　このテクニックは，外陰・会陰部組織の感覚をチェックするためや，痛みを感じずに動かすことができるかどうかをみるために使用される．皮膚が引き伸ばされたときや，引き伸ばされている間にほんの少しピリピリするような痛みが生じるときに，引っ張られる感覚が起こるのは正常であるが，皮膚を動かした後に痛みが起こったり，損傷（会陰・腟壁裂傷）や出血があってはならない．疼痛マップ（**図5**，**図6**）を用いて過敏な領域を特

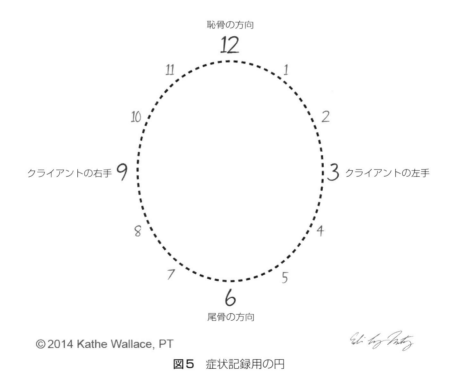

図5　症状記録用の円

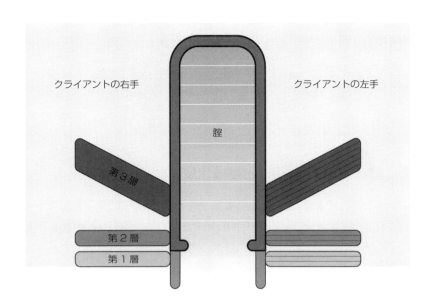

図6　腟管のマッピング（位置）

定，記録し，パートナーと知見を共有し，医師を受診するとよい．

　下記に挙げる特定の領域をチェックすることによって，個人的な確認を始めよう．各部位を確認することがとても重要であるということを忘れないでほしい．部位が図と完全に一致していなくても，あるいは「このようなみた目であるべき」と思っていた様子とは異なるようにみえても，心配する必要はない．個人の体の部位というものは，世界中の人の顔がそれぞれ異なるように，多種多様なものだからである．

2.4　陰　唇

- 親指とほかの指を使用して腟の周囲（小陰唇）を広げる．不快感なく動かせるか注意しながら行う．腟口の頂点部分と中央部分の2か所でこれを行う．

2.5　陰核（クリトリス）と陰核包皮

- 親指とほかの指を使用して，陰核亀頭がみえるように陰核包皮をV字形にもち上げる．陰核亀頭は，さまざまな臓器の神経終末が最も多く集まっているためとても敏感で，特に快感を生み出す部位である．不快感なく上下左右に動かせるかどうか注意しながら行う．陰核脚は大陰唇の下にあり，直接触れることはできない．

2.6　陰唇小帯の後方

- 続けて，小陰唇と腟口を広げ腟の後方部分を確認する．不快感なく動かせるかどうか注意しながら行う．

2.7　会陰体/会陰切開の瘢痕

- **図7**に示すように，腟口と肛門の間の皮膚を触り動かす．皮膚を上下，左右，斜めに動かす．この領域が過敏で痛みがあれば，**6章**，**7章**に述べるテクニックを試す．

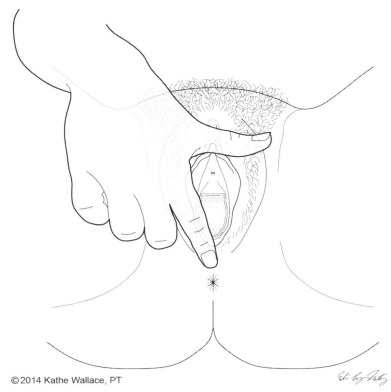

図7 会陰体と会陰切開による瘢痕の触診の際の手の置き方

2.8 問題のある領域の記録

　数字は時計の文字盤を示しており，恥骨に最も近い領域は12時，肛門に最も近い領域は6時となる．自分からみて3時の位置は左側，9時の位置は右側となる．問題のある領域をみつけたら，**図5**に×印をつける．不

快感のある位置についてパートナーと共有する．たいていの場合，これらの領域は出産後最初の腟挿入や性的活動時に，腟口部分において痛みを生じる．

2.9　腟のチェック

痛みや症状が腟の内部に位置している場合，潤滑ゼリーを手指につけ腟の内壁を触診する．腟管は管状であり，その内部は壁のように感じる．この管の中の，どれくらいの深さに問題があるのかを評価する．症状を生み出す位置と方向を特定し，**図6**の中に記録する．

腟内を触診するとき，腟壁には手ざわりがあり，必ずしも滑らかでないことに注意する．触診では不快感を生じないはずである．

3つの異なる層と腟内の組織について，経腟触診によるチェックを行い，不快感を生じた領域に気をつける．

1. 腟口に潤滑ゼリーをつけた指を置き，指を第1関節まで挿入し，腟管の内部を端から端へと触診し，筋の第1層の筋群を確認する．
2. 指を第2関節まで挿入し，第2層の筋群を触診し確認する．
3. 指を第3関節まで挿入し，第3層の筋群を触診し，経腟触診を完了する．

2.10　骨盤底筋群の収縮

　次に，鏡で確認しながら骨盤底筋群の収縮（ケーゲルエクササイズ）と弛緩を行う（骨盤底筋エクササイズについては**4章**，**5章**，**8章**を参照）．骨盤底筋群の収縮とは，腟口と肛門を硬くすることである．数秒後に弛緩して，腟口と肛門が実際に弛緩するかどうかと，容易にリラックスできるかどうかを確認する．収縮と弛緩を行っても痛みは生じない．痛みがある場合は記録すること．

　こうして注意深く各部位の位置確認を行い骨盤底筋群がやさしく収縮することで，疼痛がどこから生じているのか，治療によってどのように回復していくか，といったたくさんの情報を得ることができる．

　　サリーは，9時の位置にある腟口周囲で右側にある会陰切開の跡が最も痛むことを特定できた．彼女はまた，すべての筋層で左側よりも右側に痛みを感じていることがわかった．彼女は，夫とその知見を共有し，痛みのある側の皮膚と筋肉のストレッチを開始した．私は，彼女が性行為を開始するとき，女性上位の性行為の体位をとり，腟挿入の深さや方向を自分でコントロールするように推奨した．彼女は，左を向けば産後初めての性行為も鎮痛クリームを使用せずに痛みなく行うことができた．鎮痛クリームは皮膚に対してのみ有効なものであるが，サリーは筋肉に対する鎮痛効果を必要としていたのである．

　もし表層に疼痛があれば，会陰切開部位や損傷部位に対して何らかのアプローチをする必要がある（**6章**を参照）．腟内の収縮時や深層に疼痛があ

る場合は，内部のストレッチエクササイズが有効である(**7章**を参照)．

　腟口や肛門に特定の疼痛がほとんどなく，全体的に伸びきっていて張りが弱いと感じる場合は，筋力強化と呼吸法が有効である(**8章**を参照)．

第3章　乾燥や疼痛をともなう部位

―出産後の腟の潤い

“腟が完全に乾いて，サンドペーパーのように感じる”

通常，腟の潤いは性的欲求や性的興奮の高まりの際に起こる．しかしながら，産後の女性には前戯や性的欲求が十分でないことがある．筆者の臨床経験では，特に授乳をしている場合，産後の女性における腟の乾燥は非常によくみられる．腟の乾燥は，性的活動中の摩擦や不快感を引き起こす．正しく腟が潤うようにすると，サンドペーパーのように感じる性行為を避けることができる．疼痛のない性的活動のために，積極的にさまざまな潤滑剤を試そう．

より一般的には，潤滑不足は単純に年齢によるものと考えられることが多いが，実際には出産や授乳期間，月経周期による正常なホルモン変化もまた，興奮による腟の自然な潤いに変化を引き起こしうる．潤いが不足していたとしても，性的欲求が欠如しているということではない．不安や産後うつ病に作用する薬剤は，性的欲求や潤いを変化させることがある．ま

た，外陰・会陰部への石鹸の使用を可能な限り避け，腟組織の化学的性質（腟pHともいう）を乱すパーソナルケア用品による皮膚の炎症に注意を払うようにしてほしい．

　潤滑剤は，腟口や内部組織を覆うことによって，腟挿入を容易にする働きがある．指を使い，陰唇や腟口の周囲に潤滑剤をつける．また，パートナーの指や陰茎，振動器具や陰茎型の性具にも潤滑剤をつける．場合により，外陰・会陰部と同様に，アプリケーターを使用して腟内にも潤滑剤をつけることも勧められる．使用する量は，選択する潤滑剤の種類によるが，多くの場合シリコンベースの潤滑剤なら数滴，ウォーターベースの潤滑剤なら小さじ1～大さじ1杯の間である．最終的には，各人にとって最も使い心地がよく効果の高いと感じるものを選択する．適切なものをみつけるために，いくつか試す必要がある場合もある．

　潤滑剤は，下記に挙げる通りいくつかの異なるベース(基剤)や多くの原料でできており，性的活動においてよく滑るようにデザインされている．

- **ウォーターベース(水溶性)の潤滑剤**は，性具にもコンドームにもよく作用し，容易に洗い流すことができる．それらの多くは無臭で無色である．これらは皮膚に容易に吸収されるため，性行為中に潤滑剤を再度つけなおさなくてはならない場合がある．米国で一般的に推奨される製品はSlippery Stuff®とGood Clean Love®であり，これらは炎症を引き起こす成分が入っていない［訳注：日本では，Slippery Stuff®は入手不可能で，Good Clean Love®は並行輸入品として入手可能である．日本ではウォーターベースの潤滑ゼリーは数多く販売されており，

リューブゼリー®やフェミニーナ®なめらかゼリーなどがある．また，妊娠しやすいようにpHや浸透圧が調整されたものには，フーナーサポート潤滑ゼリー®やハローベビー®がある．これらはいずれも日本製である］．

● **オイルベース（油性）の潤滑剤**は，厚い被膜を作り，潤いが長もちする．一部にココナッツオイルの使用を推奨する産婦人科医もいる．オイルベースの製品は，植物性か動物性か石油からできているかどうかでラテックスコンドームを破れやすく，もろくさせる可能性がある．それゆえ，避妊や性感染症予防の目的でコンドームを使用する場合，これらの使用は推奨されない．これらはまた，ラテックス製の性具の品質も劣化させる可能性がある［訳注：日本で購入できる商品としてはCOCONU®があり，ココナッツオイルベースの製品で，並行輸入品である］．

● **シリコンベースの潤滑剤**は，潤いを長もちさせるが滑りやすく，ときに洗い流すのが困難である．水の中でもよく作用し乾燥しにくいため汎用性が高く，持久力が高いことでも知られている．シリコン製品は，敏感な皮膚をもつクライアントに対して米国では多くの婦人科医と性科学者から推奨されている．性具を使用する場合，シリコン製の性具であればシリコンベースの潤滑剤と対応しているか保証書を確認されたい．米国で一般的な推奨ブランドはPjur® Woman Bodyglideである［訳注：Pjur® Woman Bodyglideは，並行輸入品としてインターネットを通じて購入可能である．日本で販売されていて購入可能な商品としては，Viamax®やSuperSlyde®がある．いずれも並行輸入品であるため，

高価である].

- **混合潤滑剤**は，オイルとシリコンや水が混合された製品である．一般的に推奨される製品はLiquid Silk®である．

3.1 ラベルを読むこと！

　化学教師にしかわからないような原材料のリストを読む機会も多くあるであろう．ここでは，ウォーターベースの潤滑剤を滑らかにさせるための米国で最も一般的な原材料を紹介するが，これらは女性の体に問題を起こす可能性もある．最終的に希望通りの製品をみつけることになるが，それに至るまでにさまざまな製品を試すなかでいくつかの原材料は皮膚に炎症を生じたり，外陰・会陰部を敏感にさせる可能性もあるので紹介する [訳注：海外製品のなかには，日本では製品への使用が禁止されている成分，または日本の薬事法により定められた表示指定成分が使用されている製品もあるので，個人による海外製品の並行輸入時や，海外製品の並行輸入を行う個人からの購入時などは，特に注意が必要である]．

- **グリセリン**：砂糖ベースの製品はカンジダ腟炎 (vaginal candidiasis) を引き起こす場合がある．また，とてもべたつく．

- **パラベン**：一般的な防腐剤である．エストロゲン様（エストロゲンに似た作用の意味）の働きを原因としたパラベンの健康リスクについては議論がある．たいていの場合，パーソナルケア用品に用いられるパラベンは少量のため，有害な量であるとは考えていない人もいる．パラベン

は，メチルパラベン，プロピルパラベン，エチルパラベン，ブチルパラベン，またはベンジルパラベンなどとして製品ラベルに列挙されることもある [訳注：パラベンについては，日本では表示指定成分となっているが，どのような製品を使用する際にも必ず確認するべきである]．

● **プロピレングリコール**：天然のガスから生成される無色の液体である．多くの食品，化粧品，家事用品そして自動車用品に含まれる添加物であり，通常は製品を乾燥から守るために使用される．製品の濃度を調節するためや香料として，多くのウォーターベースの潤滑剤に使用されている．皮膚に炎症のある人や敏感な肌のクライアントには，この添加物が合わないことが多いようである [訳注：プロピレングリコールについても，日本では表示指定成分となっているが，どのような製品を使用する際にも必ず確認すべきである]．

味（甘味料など味覚を感じさせる成分）や温度（温度を調節する成分），香料が添加された製品は，皮膚の炎症を起こす可能性が比較的高い．これらの製品は，持続する産後の疼痛があるクライアントには米国では通常推奨されない．外陰・会陰部が敏感なクライアントは，これらを選択するのは避けたほうがよいと筆者は考える．オーガニックな原料を使用したウォーターベースの潤滑剤を考慮するべきである．

最終的には，使用にあたっては，最も使い心地がよく，各人が効果があると感じるものを使うのがよい．性的活動に使用する潤滑剤について知っておくべきことは多く，よいものを選ぶためにいくつか試してみる必要があることも知っておくべきである．

第4章　解　　放

―リラックス・アンド・リリース呼吸

　産後における腟の疼痛と不快感は一般的である．腟の痛みのために筋肉の緊張を経験しているクライアントや，骨盤や生殖領域の筋肉が硬くなったままのクライアントもいるであろう．練習とリラクセーションを目的とした呼吸パターンは，筋肉をリリース（弛緩）させ緊張を軽減させる．また，体の感覚を知ることで，気持ちが落ちつく．筆者は，腟挿入および外陰・会陰部や腟への接触に対して疼痛や恐怖を経験しているクライアントにこそ，このテクニックを役立てている．この呼吸法は，最も効果的な呼吸筋である横隔膜を使うことに意識を集中させる．横隔膜呼吸 [訳注：腹式呼吸ともいう] を行うことは神経システムを落ち着かせる効果がある．筆者は，性的活動あるいは動作制限のある筋肉のストレッチや動きなど，いかなる動作を行う前の重要なステップでもあると考える．

　横隔膜はドーム型をした筋肉で，肋骨の基部にある．吸気時，横隔膜は腹部の方向に向かって下がり，これにともない腹壁が膨らむ．腹部の膨隆によって，傘が広がるように肋骨が両側に向かって横に広がる．腹部を動

かし，肋骨を広げることは自然な動きで，最も効率的な呼吸方法である．赤ちゃんが眠っているときの呼吸を観察すると，赤ちゃんは自然に腹部に空気を吸い込む呼吸をしているのがわかる．成人になると，この呼吸方法を再学習しなければならない．この呼吸方法は，強制的に行う必要はないが，効果的に行うためには練習を必要とする．

　リラックス・アンド・リリース呼吸の恩恵を最大限に得るには，両脚をリラックスさせた姿勢（膝を曲げても伸ばしてもよい）で仰向けになり，両手を腹部に乗せる． そして骨盤底筋群に意識を向ける．リラックスを心がけ，呼吸に合わせて骨盤底を外側へ動かす．本章では，筆者の指導方法を示す．

● 息を吸いながら腹部を膨らませ，骨盤底筋が軟らかくなっている様子をイメージし，足の方に向かって動かす（**図8**を参照）．リラックス・アンド・リリース呼吸を練習する際，骨盤底筋が下降し，坐骨が広がり筋肉によりスペースを作るように広がるイメージを保持する．これが骨盤

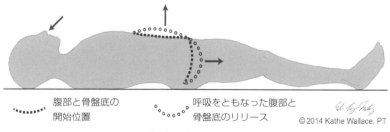

　　　腹部と骨盤底の　　　　呼吸をともなった腹部と
　　　開始位置　　　　　　　骨盤底のリリース
　　　　　　　　　　　　　　　　　　　　© 2014 Kathe Wallace, PT

図8　骨盤底筋をリリースする呼吸

第4章　解放　51

底筋をリラックスさせる方法である．
- これを1回1～5分，1日3回繰り返すこと．

4.1 リラックス・アンド・リリース呼吸において役立つヒント

- 口を軽く開き，口腔内の上部に舌を当てる．こうすることで顎をリラックスさせ，リラックスした呼吸を得られる．
- 鼻から息を吸い，鼻の穴を広げる．
- 腹部を膨らませる際，肋骨を横と後ろに広げる．
- 息を吸い終わったら，そのまま数秒間止める．
- 口を軽くすぼめ，口からゆっくりと息を吐く．唇の位置で少し空気抵抗を作りながら，空気を徐々に外へ排出する．
- 吸気よりも呼気の時間を長くする．息を吸いながら4つ数え，いったん止めて，それからゆっくりと8つ数えながら息を吐く．
- 脚の位置を変えて呼吸を行う．姿勢を楽にするために，膝の下に枕を置いてもよい．
- 性的活動への準備としてこれを行うのであれば，脚の位置を変えてこの呼吸を行う．股関節と膝を少し曲げて，両足の足の裏を合わせ，両側に膝を倒す．内ももに強いつっぱりがあれば，両側の膝の下に枕を置く．

第5章　性的活動時の課題

―骨盤底筋群リリースエクササイズ

　骨盤底筋群のリリース（弛緩）を学習することによって，安静時と性的活動時の骨盤，膀胱と生殖領域における疼痛や圧迫を軽減できる場合がある．腟挿入による疼痛がある場合は，性的活動の前にこのテクニックをまず練習する．また，本テクニックは，骨盤底筋群をリリースして性的活動を楽しめるようになるために，腟挿入時とその前の「ウォーミングアップ」として性的前戯中に用いてもよいであろう．

　骨盤底筋群は，恥骨から尾骨へ向かう骨盤の底部を支持する筋群である．腟，尿道，そして直腸を取り巻く筋群は，排尿，排便，性機能に影響を与える．この一般的に骨盤底筋群またはケーゲル筋群と呼ばれる筋群が硬すぎると，腟挿入時に疼痛を引き起こすことがある．女性が骨盤底筋群の筋力強化を行う際に役立つ所定のエクササイズがある．骨盤底筋群リリースエクササイズは，骨盤底筋群の「解放」やリラックスと筋の動作に焦点を当てていることから，リバース・ケーゲルエクササイズとも呼ばれている．産後女性の中には，腟周囲の骨盤底筋群に過緊張を有し，これが

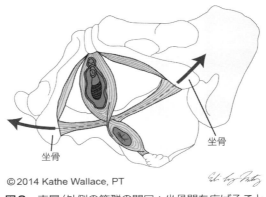

©2014 Kathe Wallace, PT

図9　表層/外側の筋群の開口：坐骨間を広げること

腟挿入時に疼痛を引き起こしている人もいる．すべての筋層がどこに位置しているかを知ることは重要である（**図9**，**図10**を参照）．

5.1　骨盤底筋群を把握しリリースする

　骨盤底筋群には表層筋群と深層筋群とがあり，それらのすべてを把握しリリースする必要がある．表層筋群は尿道口，腟口，肛門を取り囲んでいる．深層筋群は，膀胱，直腸，腟を支持している．筋は骨盤に付着している．リリースを最大限に得るためには，坐骨の間が広がり，尾骨が恥骨から離れていくようなイメージをするとよいと筆者は考える．

5.2　骨盤底筋群リリースエクササイズの実施

　先述の呼吸法をともなう，ともなわないにかかわらず，日常生活で骨盤

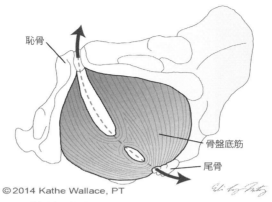

図10 深層/内側の筋群の下降：恥骨から尾骨を離すように動かす

底筋群リリースを練習することはよいアイデアである．筆者の経験からいうと，少なくとも1～5分，1日2回，骨盤領域で骨盤底筋群リリースを学び始めるとよい．

さらに，性的活動前，前戯としてこれらのエクササイズを行うようにすること！

5.3　骨盤底筋群リリースエクササイズに役立つヒント

- 鏡を使用して，会陰体と肛門の領域を観察する．排便時の肛門の開口や排尿の開始時をイメージし，下降や開口する際の筋肉を意識する．腹部を軽く外側へ膨らませ，ビーチボールのような形にすると，筋肉のリリースと下降を得られる場合がある．

- 上記のエクササイズを行う際，円形の開口部（尿道口，肛門）が広がるイメージをもつ．バラの花が咲く様子や子犬がしっぽを振る動きをイメージとして使用してもよい．

- これを知らずに行うと，ストレスや不安を感じ骨盤底筋群は硬くなることがある．そのため，ストレスや不安の低減にしっかり時間をかけるとよい．

- 筋肉の硬化についてのふとした気づきがリラックスやリリースに導くこともある．骨盤底筋群を硬くしすぎていたら，自分の体をきちんとみて確認するよう筆者は指導している．

- トイレに座る時間は，自然に骨盤底筋群をリリースできる時間となる．排尿や排便を行う際に，骨盤底と骨盤の感覚に注意を向ける．最終的には，便座以外の椅子に座っているときにも骨盤底筋群をリリースする練習を行うようにするとよい．

それでもリリースすることが困難であれば，理学療法士の指導を受ける．理学療法士はバイオフィードバック療法を使用して骨盤底筋群の緊張を「知る」手助けをし，より多くの骨盤底筋群リリースの方法を指導する．

尿意切迫感や頻尿の症状があり，検査により尿路感染がないことを確認できた場合，筆者の臨床経験上では，骨盤底筋群が緊張しすぎて膀胱症状を引き起こしている可能性が高いと考えられる．この骨盤底筋群リリースのテクニックは，このような症状の軽減に役立つことがある．

第6章　分娩時の裂傷への対処方法
―会陰切開や会陰裂傷

　分娩時において会陰切開や会陰裂傷をともなった場合，瘢痕が残ることになる．たとえ出産後にすべての裂傷に対し縫合処置を要するわけではなくとも，たいていの組織に少なからず伸張や裂傷が起こっており，瘢痕を残す．瘢痕は疼痛をともなううえ，皮膚の可動性をも制限することが多い．性的活動の前に，モビライゼーション[訳注：モビライゼーションとは，筋や関節周囲の軟部組織の伸張，筋緊張の軽減を行って可動域制限因子に対する治療として行われる治療法のこと]やマッサージによって皮膚を動かすことはよいアイデアであると筆者は考える．膝や肩に対する整形外科手術後の瘢痕へのマッサージは一般臨床で行われるにもかかわらず，会陰切開の瘢痕や分娩時の裂傷に対するマッサージテクニックの指導を受ける母親はほとんどいない．ここでは，正常な可動性を取り戻し，痛みのない性的活動への準備となるよう，基本テクニックを挙げる．これらのテクニックは，自分自身で行うこともできるし，パートナーの協力を得て行うこともできる．

筆者の通常の指導では，分娩後6週 [訳注：日本の事情におきかえると産後1カ月の健診後] から，いったん創が治癒した瘢痕を軽くマッサージすることから始める．分娩後6週以上経過しても，マッサージを開始するのに遅すぎることはないと考える．創ができて2年経っていたとしても，瘢痕のマッサージを始めることは非常に有益な場合もある．筆者の臨床経験上では，なかにはたった数回のマッサージ指導で結果を出せる女性もいるが，3〜4度の裂傷 (**表1**を参照) がある場合，結果を出すためには6週間かそれ以上の時間が必要となる．最初の数週間は瘢痕がピンク色や赤色で少し盛り上がっているが，時間が経つにつれて平坦な白い線になることは重要なのでぜひ覚えておいてほしい．

6.1　可動性をよくする方法とマッサージ方法

　以下5節にわたり，筆者の行う方法を述べる．初めに，まず手を清潔にする．テクニックには15分かかる．快適なリクライニング姿勢で脚を開く．入浴後に湯を抜いて空にした浴槽を使用し，体を安定して支え，リラックスするのもよい．瘢痕へのマッサージや運動に何らかの問題がある場合，指に少量の潤滑剤をつけて行うとよい．軽〜中等度の圧迫で皮膚をストレッチすると，軽く焼けるような感覚や引っ張られるような感覚がある．マッサージ後，数分以上にわたる鋭い痛みや持続する疼痛などは感じないはずである．0〜10の疼痛スケールを用いる．10が最も強い痛みを表す．持続する不快感を避けるために，5以下の強さを保つ．

　マッサージは1日1回，あるいは1日おきに行う．最大限の快適さを得るためには，瘢痕と皮膚を最も不快感の少ない方向に動かし，5〜15秒の

穏やかなストレッチを続けることから始める．このテクニックを5〜10回行う．最適な領域と皮膚の動きの最も少ない方向を特定できれば（**2章**を参照），その領域を少しずつマッサージし動かしていく．不快感のある領域が腟の内側と外側の両方にある場合，創のスウィープ（掃くような動き）やローリングテクニックもあわせて用いるとよい．これらのテクニックを行うのが難しければ，担当の医療提供者に骨盤底の機能不全を専門とする理学療法士を紹介してもらう．

6.2　マッサージテクニック

腟口近くにある瘢痕に指を置く．はじめに，瘢痕をゆっくりと横方向へと動かす．それから瘢痕を上下に動かす．**図11**，**図12**を参照．

6.3　瘢痕のローリング

親指を腟の内側に，人さし指を外側に置く．親指と人さし指の間の瘢痕を回転させる．**図13**を参照．

6.4　そのほかのストレッチ

会陰体に星を描くように，中心から外に向かって動かす方法もある．最終的には，すべての方向に最大限の可動性を出すために時計回りや反時計回りの方向に円を描くように瘢痕を動かす．

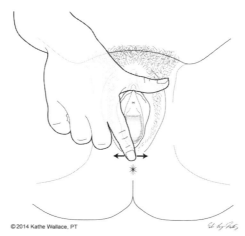

図11 横方向のストレッチ

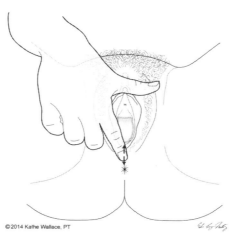

図12 上下方向のストレッチ

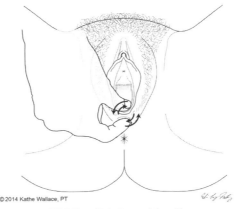

図13　瘢痕のローリング

6.5　スウィープ（掃くような動き）

　腟口の下方半分に親指を置く．3時の位置と9時の位置の間（腟口の肛門側を時計の6時の位置とイメージしてほしい）で腟口の内側に当てた親指をやさしく左右方向に掃くように動かす．親指で半円を描くような動きをイメージするとよい．**図14**を参照．

　このようなマッサージであれば，さまざまな姿勢で試すことができる．シャワーの後やトイレに座っている間に，皮膚や瘢痕をストレッチするのは容易であろう．浴槽の縁や便座に片足を乗せ，同様のテクニックを実施するのもよい．あるいはトイレに座ってスウィープテクニックを実施することもできるであろう．さまざまな姿勢でテクニックを行う際にも，筋肉のチェックと骨盤底筋群に緊張がないかの確認を行う．

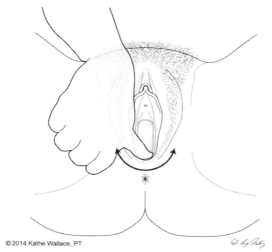

図14 スウィープ（掃くような動き）

第7章　腟挿入時の痛み

―腟と骨盤底筋群，発痛点（トリガーポイント）と
瘢痕組織をリリースするための経腟ストレッチ

　骨盤底筋群が硬く，動きに制限をもたらす瘢痕のある状態で，性的活動を再開するのは痛みをともなう．分娩後の期間には，外陰・会陰部や腟内の痛みが起こりがちである．ちょうど体のほかの領域と同じように，痛みは筋肉の防御反応や緊張を引き起こす．経腟分娩はときに，骨盤底筋群に発痛点（トリガーポイント），すなわち筋肉内の敏感で痛みをともなう領域を生じうる．腟の後壁にまで広がるような裂傷や会陰切開がある場合，瘢痕に可動性がないと腟挿入時に持続的な不快感をともなうことがある．一見奇妙なことのように感じるかもしれないが，筆者の臨床経験上は経腟分娩で引き伸ばされたり伸張されたりした筋群は，骨盤底筋群の硬くなった部位を改めてストレッチしなければならないのだ．以下に示すテクニックは，筋肉，筋膜，および瘢痕組織に対するものである．これらは，共通して筋膜（マイオフェイシャル）テクニック（myofascial technique）と呼ばれ，分娩後の腟挿入時や接触時における疼痛や不快感を防ぎ，緩和するために使用される．本章では，骨盤内に付着する腟の筋肉をストレッチするテクニックと，疼痛を引き起こす筋肉の発痛点をリリース（弛緩）す

るためのテクニックを示す．

　一般的な推奨事項では，分娩後に性行為やあらゆる腟挿入を再開するには6週間［訳注：日本では産後1カ月健診で医師の許可が出るまで］待つように，とある．これから述べる筆者のテクニックは腟内組織のストレッチであるので，6週間経過して［訳注：日本では1カ月健診で医師の許可が出て］から行うこと．経腟ストレッチや発痛点リリースを行う前に，表層の皮膚や表層筋群をストレッチすると快適なはずである（**6章を参照**）．腟壁と骨盤底筋群のストレッチを行う最終的な目的は，これらをいろいろな方向に柔軟に動かせるようになり，日常生活動作や性行為をより快適なものにすることである．

　骨盤底筋群は，体中のほぼすべての筋肉と比べストレッチを行うのが困難である．骨盤底筋群は骨盤帯の骨に付着する筋群である．これら骨盤帯の骨はリング状になっており，膝や肘関節のように動きのある関節をもたない．筆者の臨床経験上，ほとんどの女性にとって，経腟ストレッチを行わずに骨盤底筋群の完璧なストレッチやリリースを行うことは実際には不可能である．以下に示す筆者のストレッチテクニックは，このストレッチが困難な骨盤底筋群や外陰・会陰部をストレッチできるように，特別に設計されている．

　骨盤底筋群の発痛点は，性行為での疼痛を引き起こす．発痛点は，筋肉や特定の部位における硬い線維（索状硬結）か，あるいは触れたときに疼痛や症状を引き起こす筋肉の硬結のように感じる．これらの部位は，骨盤底内における位置によって，指や棒，または拡張器（ダイレーター）で評

価できる．発痛点や筋肉の張りに対しては，中等度の圧で押し，押したまま最長1分30秒まで保持し治療を行う．発痛点を押す圧を強くしただけでは，筋肉のリリースを得ることはできない．硬い筋肉の走行に沿って筋肉をタップする（軽く叩き刺激する），筋肉の走行に対して指で横断するようにマッサージや圧迫するのもよい．

7.1　経腟ストレッチテクニックでは何を使用するか

　これから述べる筆者のテクニックは，指，拡張器または棒を用いて行う．腟内に何らかの疼痛のある部分や可動性の制限を確かめ，ストレッチできるかどうかを確かめるために，自身の手で始めてみるとよい（挿入前に手袋を装着するか，手を洗うこと）．痛みのある部位が指の届く範囲を超えている場合は，道具を使用する必要がある．

　ストレッチの道具として使用できるものはたくさんある．タンポンに付属している硬いプラスチック製のアプリケーターや腟内への投薬用の空のアプリケーターは，初心者が腟挿入に使用するものとして適切と思われる．腟の大きさに合ったバイブレーターを使用することもできる．いくつかの道具はすぐに入手できる．KatheWallace.com/bookresourcesを参照．このウェブサイトでは腟の拡張器や専用の棒なども紹介している．腟の拡張器は，筋肉や腟口をやさしくストレッチできるように段階的なサイズに作られたシリンダーとのセットになっている．疼痛部位の位置確認やストレッチを行うのに便利な取っ手のあるものも，取っ手のないものも購入できる．骨盤底筋群のマッサージ用の棒にはさまざまなサイズがある．先端が細くなっていて弯曲しているものは発痛点に到達しやすく，骨

盤底筋群をストレッチしやすい．筆者が拡張器や棒を使用してこのテクニックを行う場合，クライアントが快適でいられるように小さいサイズを使用する．これらすべての道具は，指の延長のように考えて使用してほしい．

7.2　ストレッチやリリース強度のモニター

　発痛点や瘢痕組織のリリースは，決して心地よいものではないが，痛いものでもない．テクニックを実施する際，筋膜や発痛点の強度をモニターするため，個人用の疼痛/圧スケールを使用する．最も強い強度を10とした0〜10の評価基準で，2〜3あるいはそれ以下の耐えられる程度の快適な圧の評価基準から開始する．

　圧を増加させるときは，疼痛/圧スケールの3〜6の範囲を保つようにする．発痛点や筋肉内の疼痛のある位置で圧を保持するが，はじめは15〜30秒間の保持を行い，最長90秒間まで保持を行う．

7.3　姿勢のとり方

　骨盤底筋群をストレッチするためには，快適性とリラクセーションが鍵になる．頭や肩を支えて，容易に腟に届く姿勢を選ぶ．多くの女性は湯を抜いたばかりの空の温かい浴槽を選ぶが，これなら背中と足を支えることができ，家の中におけるプライベートな空間であるのでよいであろう．あるいは，頭と肩の下に枕を置いて仰向けになるのもよい．脚を開き，膝を支え，股関節を曲げた姿勢をとる．

7.4 説明とテクニックの開始

　下記に述べる筆者のエクササイズにはその過程に十分な時間が必要なため，少なくとも15分は必要である．

- **リラクセーションテクニックから開始する．** リラックスした呼吸を数回行う．骨盤底筋群の収縮（閉じて挙上する）を行い，その後に弛緩させる．もし収縮に痛みをともなうのであれば，ストレッチの前に骨盤底筋群のリリースエクササイズ（**5章**を参照）を実施するとよい．

- **筋肉の緊張を確認する．** 目的は，ストレッチを開始する前にリラックスしていない筋肉に対する意識（アウェアネス）を高めることであり，またいかなる筋肉の緊張があるときにも意識を高められるようにすることである．この緊張の確認と意識は，腟挿入による疼痛を大幅に軽減することができる（詳細は**5章**を参照）．

- **潤滑剤の使用．** スプーン小さじ1杯かそれ以上の量を使用し開始する．小陰唇を広げ，腟口に適量の潤滑剤をつける．拡張器，棒，アプリケーターや挿入する指の先端にも，潤滑剤を追加使用する．腟内の乾燥により挿入が困難であれば，アプリケーターに3cc程度の量の潤滑剤を入れ，腟内に塗布する．潤滑剤の量と位置は，人や製品により異なる．使用する潤滑剤はクライアントにとって効果的なものを使うよう心がける（**3章**を参照）．

- **最初の配置．** 小陰唇を開いて保持し，腟口に指または道具の先端を置

く．指または道具の先端に角度をつけ，少し尾骨方向へ下げて腟内へ挿入する．こうすることで，腟口の上部にある繊細な構造をしている尿道に当たるのを避ける．このときに，筋肉がリラックスしていることを改めて確認する．ゆっくりと指または道具を挿入し，抵抗や疼痛を感じる領域で止める．ここまでが，特定のテクニックに対する準備となる．

7.5 指や棒，拡張器（ダイレーター）を使用した経腟ストレッチを安全に行うための重要なテクニックとコツ

1. 入浴するか，または外陰・会陰部を外側から覆うように温熱パッドを10分間当てると，ストレッチや発痛点リリースに筋肉が反応しやすくなる．

2. 発痛点リリースやストレッチにおける鍵は，筋肉を引き伸ばすことである．目的は，骨盤内の筋肉をストレッチすることである．このとき，ヒリヒリとした痛み，無感覚，脈打つような感覚があってはならない．これらの感覚は神経や血管と関連しているので，避けるべきである．

3. 圧の強度よりも圧の方向を変化させること．圧を強くすればよくなるわけではない．強すぎる強度や，0～10の疼痛の評価基準で6を超えるレベルの疼痛を感じさせてはならない．指や道具を使用して強すぎる力や圧力を加えるのは避けること．

4. 10時の位置と2時の位置の間の恥骨の方向に向かって上方にストレッチしてはならない．この場所には膀胱や尿道が位置している．この領域のストレッチが必要であれば，医療提供者に相談すること．

5. 5〜15秒間から始め，少しずつストレッチを開始する．各ストレッチや発痛点リリースを最長60〜90秒に制限し，同じ時間の休息をとること．また，全体の時間は10〜15分で1日1回に制限すること．

6. 経腟ストレッチテクニックの後は，温熱療法を適用/再適用するか，あるいはさらに和らげるために寒冷療法を行うとよいと思われる．温熱または寒冷療法の適用時間は，最長10分に制限すること．

7. 実施後は道具を清潔にし，販売元による保管方法に従う．

7.6 特定の骨盤底筋群のストレッチ

　以下に，経腟ストレッチのいくつかのタイプを解説する．このテクニックは，指や拡張器，棒で実施できる．これらは，腟組織や骨盤底筋群を段階的にストレッチし可動性を改善させる．安全な使用については製品の取扱説明書の指示に従うこと．

　最初は5秒間ストレッチしたまま保持し，この時間を15〜60秒まで耐えられるように延長していく．1回のストレッチが終わるたびに，リラックスした深い呼吸を2〜3回行う．ストレッチを3〜5回繰り返すのを1日1回行う．これらのテクニックは，医療提供者によって指示されないかぎ

り，1日おきに実施する．

ストレッチは指や道具で達成できる，ということを心に留めておいてほしい．以下に，道具を使用して実施する筆者のテクニックを示す．

7.7　下方へのストレッチ

腟口に指または拡張器を置き，腟内へ1～3インチ（約2～7 cm）または快適な範囲で挿入する．筋肉がリラックスしていることを確認する．それから，尾骨の方向（6時の方向）に向かってやさしく押す（**図15**を参照）．

7.8　側壁のストレッチ

筋肉のストレッチをする位置で，腟の側壁をやさしく押す．腟の側壁は，指または拡張器の長さに従ってストレッチされる．腟を時計に見立て，3時の位置と9時の位置のどちらの方向にもストレッチが行える（**図16**を参照）．これにより，腟の一側のすべての層をストレッチできる．この側壁のストレッチは，4時の位置と8時の位置で実施することもできる．

7.9　角度をつけたストレッチ

より深層の筋肉をストレッチするには，指または拡張器の先端を斜めに腟後方の側壁へ向けて使用する（**図17**を参照）．また，発痛点に当てることもできるし，硬さを感じる腟内の部位に当てることもできる．

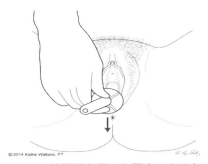

図15 拡張器を用いた下方へのストレッチ

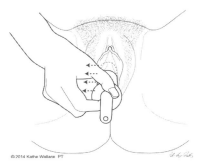

図16 拡張器を用いた側壁のストレッチ

7.10 そのほかのストレッチ

拡張器をゆっくりと腟から出し入れして動かす．さらに，腟口で拡張器を円状に動かし，腟壁に沿って皮膚と筋肉をストレッチする．

7.11 特別なマッサージツールまたは棒を用いたテクニック

筆者の行う経腟ストレッチには，以下に示す弯曲した棒を使用した2種類のテクニックがある．これらは，骨盤底筋群の発痛点のマッサージやリリースを行えるよう設計されている．

まず最初は15秒間保持し，この時間を60～90秒間耐えられるように延長する．棒を用いることによる心理的プレッシャーから解放されるため，1回のストレッチが終わるたびに2～3回のリラックスした深い呼吸を行う．スウィープストレッチ（掃くような動きによるストレッチ）を3～

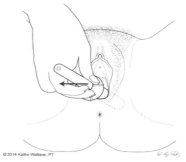

図17　拡張器（ダイレーター）を使用した角度をつけたストレッチ

5回繰り返す．目的は，ストレッチの繰り返しにより不快感を軽減し，リリースすることである．

7.12　発痛点（トリガーポイント）テクニック

　筆者の行う発痛点の圧迫治療は，筋の硬結または硬い領域に継続して圧をかけることで実施できる（図18を参照）．このテクニックはまた，拡張器を用いても実施できる．

7.13　骨盤底筋群スウィープマッサージ

　筆者は，軽〜中等度の圧で筋肉を横切るように棒をゆっくりとスウィープさせる（掃くように動かす）テクニックも用いる（図19を参照）．スウィープの範囲は，図20に示す通りである．クライアントの左側で2時

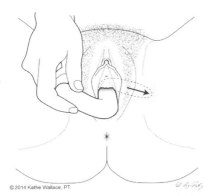

図18 弯曲した棒を用いた発痛点（トリガーポイント）へのテクニック

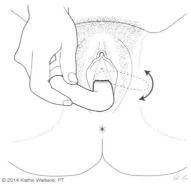

図19 弯曲した棒を用いたスウィープ（掃くような動きの）テクニック

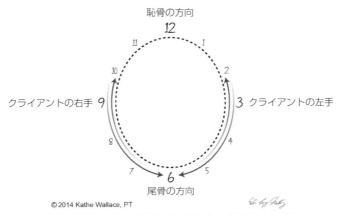

図20 スウィープ（掃くような動きの）範囲の特定

の位置から6時の位置の片側で開始し，クライアントの右側で10時の位置から6時の位置でも同様に行う．

第7章　腟挿入時の痛み　73

第8章 腟の緩みや違和感

―骨盤底筋群エクササイズ

　経腟分娩中，骨盤底筋群はときに裂傷し，過剰に伸張される．**これが筋力低下を引き起こしうる．**特別なエクササイズプログラムを行うことなくこれらの適切な筋機能を回復させることは，産後の女性にとって挑戦である．性的活動の再開は，弱くなった筋肉が産後に腟の感覚の変化と，性行為や腟挿入の感覚の変化を引き起こしていることを理解しなければなしえない．しかしながら，これらのテクニックは，快適な性的活動を再開するため，感覚の増強を促すものである．性的機能の改善に加えて，骨盤底筋群の筋力強化はまた，尿漏れのコントロールを容易にし骨盤臓器脱を軽減させる．

　強固な骨盤底筋群は性機能を改善させる．骨盤底筋群が収縮すると，腟壁は閉鎖する．この腟の締まりと収縮が，女性と男性（パートナー）の両者における腟挿入中の性的感覚を促進する．いくつかの筋肉は陰核（クリトリス）に付着しており，陰核を動かし，陰核の勃起を促す．なかには，性的活動中にこれらの筋肉を使ったり，単純に骨盤底筋群エクササイズを

行うと，性的興奮が助長されることを報告する女性もいる．すべての筋群がより強化されることで，オルガスムを深く感じることができる．

骨盤底筋群の位置を確認する． 骨盤底筋群は骨盤の底部を支える筋肉である．これらは恥骨から尾骨に向かってスリングを形成し，尿道や腟，そして直腸を支持している（図21a，図21bを参照）．

イメージで骨盤底筋群の使い方を学ぶ． 骨盤底筋群には3つの層がある．簡単に説明すると，最初の2つの層を表層または外層と呼ぶこととする（筋肉収縮の影響がみえる部位であるためここではこのように名づける）．表層には，尿道口，腟口，肛門を**開閉**する役割がある．表層の筋群を使用するとき，エレベーターのドアが開閉するのをイメージするとよい．深層または内層（第3層）には，筋肉を収縮させたり緩めたりする役割がある．骨盤底筋群の深層の筋群を使用するとき，エレベーターロープが**上下**に動くのをイメージするとよい．

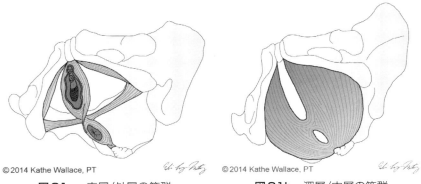

図21a　表層/外層の筋群　　　図21b　深層/内層の筋群

8.1　骨盤底筋群の収縮運動「ケーゲルエクササイズ」

骨盤底筋群収縮のためのステップ

- 表層骨盤底筋群の開口部を閉鎖する．腟口と尿道口を絞めてエレベーターのドアのように**閉鎖**すると，その一方で腟口と肛門は硬くなり，陰核がうなずくように動くのを確認できる．

- 深層骨盤底筋群を挙上し，中に引き入れるようにする．挙上する際，骨盤底と肛門および腟口の両方を作るスリング状の筋肉の距離と範囲をイメージすること．筋肉の後方から前方に向かうスリング状の筋肉全体を挙上させるように（エレベーターが上昇するように）イメージするとよい．

骨盤底筋群の完璧なプログラムには，特別な方法によりすべての筋肉の活性化とトレーニングが盛り込まれている．米国では理学療法学上，性的活動は運動の一種とみなされるので，筆者の指導ではFITT〔F（**frequency：頻度**），I（intensity：**強度**），T（time：**時間**），T（type：**エクササイズのタイプ**）〕として知られる基本的なトレーニング原理を使用する．

F（頻度）：筋力の低下を感じる場合，少ない回数で，1日のエクササイズの頻度を増やして行うのがよい．たとえば，1セットにつき4回を1日6セット行い，1日合計24回の収縮を行う．筋力が強化されたら，次は1回に行う回数を増やし，1日10セット行う．回数よりも質が大切である．最終的な目標は，以下に示す通り持久力トレーニング（遅筋トレーニング）と速い収縮トレーニング（速筋トレーニング）を10回，1日3セットを行

えるようになることである．

　I（強度）：強度トレーニングについては，最大随意収縮の60〜80％で筋力と持久力は増強することが研究で示されており，必ずしも最大努力での収縮が必要なわけではない．あまり一生懸命に力を入れすぎないようにしつつ，通常よりも筋肉に力を入れさせることが重要である．

　T（時間）：速い収縮トレーニングの際の収縮時間は短く，1秒である．持久力トレーニングの際の収縮は，10秒間まで持続させられるようになる必要がある．

　T（エクササイズのタイプ）：骨盤底にある筋群は，マラソンのような持久力と短距離走のような速い収縮の能力をもっている．速く収縮させることと長く保持させることの両方のトレーニングにより，すべての筋のタイプのトレーニングを行える．最も弱く感じるタイプを集中的にトレーニングしていても，結果的には両方のタイプのトレーニングになっている．

　筆者の方法では，持久力トレーニングをするために，まず閉鎖と挙上の両方を組み合わせたエクササイズをどのくらい続けられるか確認することから始める．どのくらい長く保持できるか，そして保持できた時間の収縮運動を何回繰り返せるかを数えて持久性をテストする．目標は10秒間の保持を1日30回繰り返せるようになることである．

　速い収縮トレーニングをするために，筋層を1秒で素早く収縮させ，2秒で弛緩させる．陰核の動きと腟口の閉鎖運動に注意を払う．この一連の

運動を10回繰り返す．

　もし収縮が困難であったり，筋の働きを感じることができない場合，骨盤底の機能と機能不全専門の理学療法士を受診すれば筋力トレーニングプログラムを受けられる．理学療法士は，バイオフィードバック療法やそのほかのリハビリテーションテクニックを利用し，筋力や筋力コントロールの改善を支援する．

自分自身をモニターし，正しい運動ができていることを確認するために筆者が教えるヒント

- 鏡をみるか指を使用して，筋肉が収縮し肛門と腟を閉じて内側に引っぱられているかどうかを確認する．筋肉の動きにより陰核が下方に動くのを観察する．この陰核の動きは，分娩直後に筋肉が弱くなっていたり，または腫れがある場合に視覚的に確認できないことがある．しかし，諦めずに腟口を収縮させる第1層を動かし陰核をうなずかせるよう命令を送り続けることが重要である．筋力の向上により筋の緊張が得られるようになると，性的な感覚は促進される．

- 骨盤底筋群を収縮させる際，ときに下腹部において深部で張力が高まるのを感じる．エクササイズで精一杯がんばって痛めたりしないのであれば，深部腹筋を使用しても問題はない．

- 筋肉は体の内側にあり外からはみえないため，誰もエクササイズがきちんとできているかを確認できないうえ，上記のような深部腹筋の張力を

みることもできない．骨盤底筋群エクササイズを骨盤，胸部または脚を動かしながら行っていて，パートナーに授動してもらい骨盤底筋群エクササイズを行っていることを確認してもらっているのであれば，使うべき筋肉より多くの筋肉や誤った筋肉を使っていないかパートナーに指摘してもらう．その場合，正しいエクササイズを学ぶために理学療法士の指導が必要である．

● エクササイズは痛いものではない．もし痛みがあるようなら，呼吸による骨盤底筋群リリースエクササイズを行ってみるか，あるいはリバース・ケーゲルエクササイズを行う(**4章**，**5章**を参照)．

最後に，エクササイズ中はしっかり意識をもって行い，体に十分な注意を払うこと．最終的には性的活動中にこれらを行えるようになるので，自身の体とパートナーとの親密な関係について考えながらエクササイズに取り組んでもらいたい．1日の内で骨盤底筋群エクササイズの時間はゆっくりあるので，これにとらわれて頭の中でチェックリストを作るようなことをせず，部屋の天井をどんな色に塗り替えるかといったことや，隣の部屋で眠る赤ちゃんに思いを巡らせ，ゆったりと過ごすことが重要である．気持ちのありようこそが性的な気分を刺激しやすいのである．

第9章　Pelvic Floor Play™

─性的欲求を高めるための呼吸と動きのテクニック

　骨盤底筋群の筋力強化と意識を高めること（アウェアネス）を乗り越えると，呼吸法とタイミングのよい骨盤底の収縮（Pelvic Floor Play）が可能になり，体へとつながる意識を構築できるようになる．この意識を連結させることは，産後の骨盤底リハビリテーションを成功させるための次なるステップである．これらの魅力的な方法は，体の感覚に対する意識を保つのに役立ち，性的関心も促進しうる．これらの方法は，東洋の伝統に基づいており，リラックスさせるというよりも目覚めさせるような設計が施されている．筆者は，性的活動前やその最中にこれらのテクニックを試すことができると指導している．

　3つの呼吸法があり，循環呼吸，精力的な呼吸（チャクラ呼吸），ロッキング呼吸（揺れる呼吸）である．これらは呼吸を体中に通すことに焦点が当てられており，呼吸のみを独立して行うこともできるし，または骨盤底筋群エクササイズと連動させて行うこともできる．

9.1 テクニック１―骨盤底筋群の収縮を伴った循環呼吸

このエクササイズの目的は，性的活動中に呼吸とともに筋肉を働かせるようトレーニングすることである．骨盤底筋群の動きに呼吸を協調させることを学べる．息を吸いながら骨盤底筋群をリラックスさせて相手を受け入れ，息を吐きながら骨盤底筋群を収縮させて相手に与える．

この骨盤底筋群の意識的な収縮と呼吸法は，前述の呼吸を動かすイメージを含んでいる．口と鼻からゆっくりと息を吸いながら，背骨の基底部で尾骨に向かって吸った息を下げていくようにイメージすると，骨盤底はリラックスする．息を吐きながら，息が尾骨を頭の方に向かってもち上げているようにイメージすると，骨盤底筋群は収縮する．これらを合わせた方法によって呼吸運動の循環が成功する．呼吸のペースはゆっくりから始めるが，１分間の呼吸数を増加させることが目的であり，骨盤底筋群の内側方向への運動に集中する．

9.2 テクニック２―体に焦点を当てた精力的な呼吸 （チャクラ呼吸）

この呼吸法のポイントは，骨盤と頭頂部の間にある．筆者の解釈では，この呼吸法はチャクラなどとも呼ばれるエネルギーの中心に関連した体の特定の領域に向けて，呼吸するポイントを上方に動かすことに焦点を当てているものと思われる．エネルギーの中心を通して呼吸を動かすために，各領域で循環呼吸法を使用しなければならない．

骨盤の基部で開始し，7つの鍵となる領域を通して上方に動かす．これは7つの各領域に対して，1つの呼吸サイクルで行われる．

- 尾骨近くにある背骨の基部と坐骨（骨盤の底部に至るまでの全領域）
- 骨盤内臓器の領域（へそより約5cm下）
- 消化管関連領域，腹腔（太陽）神経叢（へそより約5cm上）
- 心臓周囲の領域，肋骨と胸の中心の後ろ
- 喉の領域
- 眉間の領域
- 頭頂部

　息を吐くときに出る音を気にせず，呼吸のペースを上げながらこれを数回繰り返す．

9.3　テクニック3―ロッキング呼吸（揺れる呼吸）

　このテクニックは，骨盤，殿部，背中の動きと呼吸を強調させるテクニックである．仰向けに寝て行う．この呼吸を1～5分間持続的に繰り返す．

- 息を吸い，風船のように吸い込んだ息をお腹に入れ，背中を反らせて骨盤底はリラックスさせたままにする．
- 息を吐き，骨盤を揺らして背中を平らにし，その一方で骨盤底筋群を収縮させる．
- 息を吸いながら膝を開き，息を吐きながら膝を閉じる，といった脚と殿部の動きも加える．

- 脚が蝶の羽のように動くのを想像する．呼吸と骨盤底筋群を楽にして積極的で性的なイメージを連想する．

9.4 Pelvic Floor Play™

本書**序論**「エミリーの日常的なお話」を覚えているだろうか．骨盤底筋群のリリースと経腟分娩による瘢痕のマッサージを学んだあと，筆者は彼女に性的な興奮と意識を高めるための骨盤底筋群の特別な使い方を指導した．このタイプのエクササイズと活動を筆者はPelvic Floor Playと呼んでいる．

> PTセッションにより有用な情報を知り，私は精神的にも強くなれた．そして，ついに分娩後初めてオルガスムに達することができた．私は，骨盤底筋群を使用して陰核（クリトリス）を実際に動かすことを教わった．私は，性行為をよりよいものにするために骨盤底筋群をどのように使えばよいかを知ることを強く推奨する．骨盤底筋群を「知る」ことで，再び性行為を楽しむことができるようになり，私の体はすっかり新たなレベルへと導かれた．

体の感覚に集中するもう1つのよりよい方法は，前戯や性的活動中に意識を通じて骨盤底筋群を使用することである．骨盤底筋群の筋力強化に関しては8章に示したように，**強度な骨盤底筋群は性機能を改善させる．Pelvic Floor Playを行うためにオリンピック選手のような筋肉をもったスーパーウーマンになる必要はない．**筋肉に対して，いつ，どのように収縮させ，そしてリリースする命令を送るのかが問題である．複雑な神経支

配システムを単純化するために，特別なコントロールや体のあらゆる感覚を学び，そして覚えておくことが重要である．しかし，脳が送る命令に対して体が反応するようになるためには神経支配システムを活性化しなければならない．

　骨盤底筋群と外陰・会陰部を支配している主な神経は陰部神経（pudendal nerve）と呼ばれる．陰部神経は左右に対応する分岐をもっている．それは，片方の骨盤底筋群を使用せずに骨盤底筋群の一側を使用することができること，または分娩中の神経伸張や損傷が左右でそれぞれ違う可能性があることを意味している．陰部神経の各側は3つの枝に分かれ，3つの特定の外陰・会陰部に向かっている．1つは陰核の領域に，もう1つは会陰体と腟の領域に，最後の1つは肛門に向かっている．分枝をもった各領域は，外陰・会陰部に対する命令の送受信を行うことができる．筆者としては，まず自身で特定の神経と筋肉を活性化する方法を学び，そして性的前戯のレパートリーの1つとして使用してほしい．触らずに陰核を動かせたら楽しいでしょう！

9.5　特別なPelvic Floor Play™

　ここからは楽しい時間です！　Pelvic Floor Playは，リハビリテーションのためというよりもむしろ楽しみのために骨盤底筋群に特定の運動をさせるものである．これらの特定の運動は，個人の会陰部や生殖部のみで感じるだけでなく，骨盤底筋群の収縮と弛緩を感じるのを助ける．Pelvic Floor Playは，会陰構造に付着する筋肉を収縮させる信号を分離したり送ったりする手技である．同じ領域を動かしたり収縮させたりするため

には，少なくとも2～5回にわたり信号送信を続けて行う．信号を送信している間は緊張を解放し弛緩させることが大切である．Pelvic Floor Playにおいて集中させるべき4つの領域がある．特定の領域と活性化させるための合図については，**表4**を参照されたい．

領域にはそれぞれ左右がある．各領域において左側の収縮を分離でき，そして右側でも同様に行うことができる．

さらなるPelvic Floor Playテクニックは，異なる局所的な骨盤底筋群の収縮を含む．前方，中央，後方，頂上部とたくさんの組み合わせがあるので，ここではいくつかの例を挙げる．

- 肛門を絞めることから開始し，陰核をうなずかせ，腟を閉じる．
- 陰核をうなずかせることから開始し，腟を閉じ，肛門を絞める．
- 腟を閉じることから開始し，肛門を絞め，陰核をうなずかせる．
- 椅子に座り，座面に触れる2つの坐骨に集中する．左側の最も深層部を挙上し，右側についても同様にする．2つの坐骨の間で前後に脈打つように動かす．

表4 特定のPelvic Floor Playのための提言

領　域	外陰・会陰部	活性化または運動の合図
外陰部の頂上部	陰核	包皮と腺を下方へ動かし，うなずかせる
前方	尿道	尿の流れを止める，あるいは尿流を遅くする
中央	腟と会陰体	腟口を閉じ，中央部を挙上する
後方	肛門	肛門を絞める（ウインクするように）

また，性行為中にこれらのエクササイズを実施することもできる．さまざまなタイプの腟挿入をともなった収縮や弛緩といった多くの課題を同時に行うことを勧める．そうすることで自身とパートナーの両者の喜びが増すのを感じてほしい．

　また，いったん痛みなく腟挿入をした後，いくつかの異なった方法で骨盤底筋群を使用することもできる．ただし，骨盤底筋群の弛緩を習得しており，筋収縮による痛みもないことが前提である．これらの多様な方法で骨盤底筋群を収縮させることで得られる喜びが目標である．腟挿入とは，指や拡張器（ダイレーター），棒やペニスの挿入も意味する．

- 腟挿入時に筋肉を弛緩させ，外に出すときに筋肉を硬くする．
- いったん腟挿入したら，5〜10回続けて挿入した体の一部や器具に沿って収縮したり弛緩したりする．
- 腟挿入時には体の一部を自身の筋肉でつかみ，さらにより深く引き込むように想像する．
- 陰核を動かし，うなずかせる．

9.6　全体像

　性的欲求は，子どもと過ごす予測不可能な事件がたくさん起こる新しい生活の中で大いに変化していく．呼吸法やPelvic Floor Playによる活性化は，体の感覚に集中し，脳が前戯や性的活動中に何について考え，イメージするのがよいかを助けるために設計されている．

聞くもの，嗅ぐもの，そしてみるものは性的な気分に影響するので，あらゆる感覚に集中することが重要である．好きな音楽をかけたり，香りのするキャンドルを灯してみるのもよい．気持ちが休まる写真や落ち着ける絵画をみえる場所に置くのもよい．

　自分自身とパートナーとの関係を大事にすることを念頭に置いてほしい．1人で，あるいは家族とともにベビーカーを押しながら散歩をして健康を促進し，活力源としてほしい．腹部や骨盤底筋群のために特別なエクササイズを行うことは，人生の重荷を背負った体の助けとなる（**8章，10章**を参照）．良好な人間関係や夜に2人で出かけるといった予定のために，ベビーシッターを依頼したり，赤ちゃんが眠った後お互いによく話をしたりと，スキンシップを図ることである．パートナーと根気よくコミュニケーションを取り続け，何でも話してもらいたい．性生活についての話もして，自身の最もよかった経験や，性的欲求を呼び起こし興奮できる体位についても話し合ってほしい．

　性的活動を再開するために疲労が原因となる場合は多い．性的欲求はあるものの，いったん2人で寝室に行き，布団にくるまると，性的な興味よりも睡眠欲が勝ってしまうという事例を日常臨床の中で聞くことがある．寝室の外にいるようにするか，少なくとも性的活動に対する準備ができるまで横にならないようにするとよい．これは，性行為における体位の変更にもつながることである．椅子に腰かけた状態で行ったり，膝立ちや四つ這いで行ったりすることも1つの案といえる．また，女性上位となり，両足を広げて立つ体位での性行為も検討してほしい．そうすることで自ら腟挿入の深さをコントロールできる．腟挿入が前方からと後方からのどちら

が快適か，といったことを確認するため実験してみる価値はある．不快感があるのなら，さまざまな活動や体位を試す必要があるということである．あらゆる選択肢を試したわけではないのに諦めてしまうのは早いでしょう！

9.7　パートナーを巻き込む

　書籍で推奨されている活動にはぜひパートナーを巻き込み，一緒に実施してほしい．一連の関連書籍は，骨盤の評価を行い，特にあらゆる疼痛のある領域に関して腟口や腟内部の位置を特定するのを助けてくれるものである．パートナーに，どこが痛いのか，何が痛いのかを正しく理解してもらうことで，2人で一緒に領域のストレッチやリリースを行うことができるのである．どこが・何が痛いのかを念頭に置いて，互いに尊重し合い注意を払いつつ行ってもらいたい．共同で行うことは性的充足感への道しるべとなる．

9.8　腟挿入への準備に向けた性的欲求の高め方

　本書で筆者が解説している体の内外に対するストレッチ方法を行うに先立ち，性的欲求の刺激方法も追加して行うことを検討されたい．筆者が以下に挙げる中には，徒手的に陰核を刺激するといった行為も含まれるので，すでに知っている方法もあるかもしれない．また，キスする，抱き合う，戯れる，かわいがるなど，パートナーと特別で親密な関係を共有するというものもある．この前戯は，腟挿入に向けて体の準備を整えるのに役立つ．

性的な高まりと興奮は，血流と充血（血管収縮ともいわれる）の増加を引き起こす．腟組織は，この充血状態により自然に潤滑する．性的な高まりもまた，バルトリン腺からの潤滑液を分泌する（**用語集**を参照）．この腺は第1層と第2層の間に位置し，これらの層が収縮したり弛緩したりすることで，この領域への血流が促進されうる．しかし，母乳育児中においては自然な潤滑がしばしば損なわれることに注意されたい．性的に高まり，興奮状態にあるにもかかわらず，思っていたよりも乾燥している場合，これが分娩後の一時的な体の変化にすぎないということを忘れないでほしい．**3章**で述べた潤滑剤とその豊富な種類について読み直してほしい．性的な高まりはまた，「腟のテント」と呼ばれる過程をもって，興奮の程度に応じて腟を1〜2インチ（約2.5〜5 cm）伸展させる．この伸展が腟挿入を助ける．性的な興奮が治まると，腟の大きさは正常の3〜4インチ（約7〜10 cm）に戻る．

第10章　コア筋群の回復

―体幹強化と帝王切開創の柔軟性のための
エクササイズ

"私のお腹は赤ちゃんが生まれてからとても変わってしまった"

　妊娠時に，赤ちゃんの成長にともない腹部の筋肉が伸張され，腹壁と体幹の筋肉は変化を経験したであろう．妊娠中に腹部が伸張されるのは自然なことである．多くの女性はこの変化から容易に回復するが，一方でこの変化が持続する女性もいる．帝王切開を施行された女性は，切開部に創組織が形成され，傷跡の引きつれ，硬化，疼痛を発症することになる．本章では，経腟分娩および帝王切開後の腹壁の回復のための一般的な項目とテクニックを紹介する．

　ジュアニータは，第1子出産後の腹部の変化についての悩みがあり私の元を訪れた．幸運なことに，彼女には顕著な背部痛や骨盤痛はなかった．彼女は私に「6つに割れていた腹筋が樽のようになってしまった．コア筋群を鍛え直し，再び魅力的なコアにしたい」と伝えた．彼女は，腹筋の割れ具合と筋緊張の低下を心配し，以前の体を取り戻

せるかどうか気にしていた．彼女はまた，出産により自由に性行為を楽しむことを抑制されていると，自らの体について認識していた．

まず初めに，出産による体のあらゆる変化から回復するためには，時間を要することを受け入れなければならない．性衝動を押し殺すということは，自分自身と体に厳しいペナルティーを科すことでもある．自身の体を完璧によいと感じる必要もないし，必ずしも性的欲求がなくてもよい．すべての女性の体の回復過程はそれぞれ異なり，腹部や体の変化も同様に異なっている．筆者の経験上，ほとんどの産後女性は一般的に腹筋の強さ，みた目，そしていつか強い「コア」を取り戻すことに興味をもっている．出産後すぐにこのような興味をもつ人もいれば，出産後しばらくして同様の興味をもつ人もいる．ジュニアータも例外ではなかった．彼女は体に注意を払っており，ケアや治療法を模索していた．

腹腔またはコア筋群（インナーコア）と呼ばれる体幹には，4つの筋群の組み合わせがある．この筋群には，脊椎，骨盤，内臓などを支持するコルセットの役割がある．出産後には，特にこの回復が求められるのである．この腹腔の筋肉には，底面に骨盤底筋群，前側に腹横筋，後方部には多裂筋（背部筋の最も深層の筋肉），そして上部には横隔膜（呼吸に関連）がある（**図22**を参照）．

4つのコア筋群についてより詳しく学ぼう．これらの筋肉は重要な臓器や脊椎を覆っており，前後上下から腹腔の内容物を支えている．

● 腹腔の底部には骨盤底筋群があり，**8章**で解説する通りである．これら

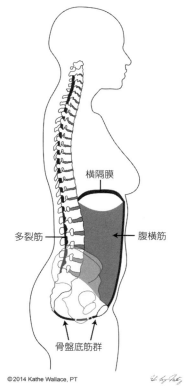

図22 腹腔またはコア筋群の4つの筋群

の筋群は，骨盤底にある3つの出口（尿道口と腟口と肛門）のコントロールと開閉を行っている．

● 最も深部にある腹筋である腹横筋は，前方にある腹筋で，ベルトやガー

ドル（腹帯）のように腹部を左右の方向に覆っている．この筋肉は収縮すると硬くなり，下腹部を平らにし，ウエストラインの側壁が細くなる．

- 深層の背部筋である多裂筋は，最も深層にある背部筋であり，脊椎と骨盤を支持している．これらの筋群は，コルセットの後面をひもで結ぶような働きをしている．これらの筋群が収縮すると，筋肉により張力が生み出され，体幹の前面と後面の支持が得られる．

- 腹腔の上部には，呼吸筋でもある横隔膜がある．呼吸をコントロールするために横隔膜を用いることで，腹腔の圧に影響を与える．呼吸との協調性はエクササイズや日常生活動作にとても重要である．

　これら4つの筋群はコアの基盤であり，これらの筋肉を連動させ，同時に働かせるよう筋力強化を行うことはとても重要である．同時に筋肉を働かせることを協調収縮という．コア筋群に的を絞ったエクササイズは，妊娠と出産によって伸張され，弱くなった筋肉を目覚めさせ，強化する．これには，経時的に変化する筋肉の筋力強化と集中が必要であり，内側からのコア筋群の筋力強化を続けなければならない．筋力強化をする前にそれらを活性化させる筋力強化をしなければならない．この筋力強化はコアブレースエクササイズと呼ばれる．

10.1　コアブレースエクササイズ：体幹の内側における鍵となる筋肉の筋力強化

　妊娠前の体は，このコア筋群の協調収縮を自動的に行うことができていた．出産後は，これらコア筋群の筋力強化を改めて行わなければ速やかに回復できないか，筆者の臨床経験によるとまったく回復しないこともある．最大努力によるエクササイズというよりも，コア筋群の使い方の戦略が回復には重要である．完璧な内部のコアブレースエクササイズとは，呼吸中に骨盤底筋群，腹筋そして背部筋が同時に働くというものである．協調収縮は，骨盤内臓器，腹部，背部，骨盤構造の筋肉による支えとなる．

　背中を少し弯曲させた状態で床からわずかに離し，床やベッドに座る．これが「ニュートラルポジション（中立姿勢）」と呼ばれる姿勢である．手や小さく丸めたタオルを腰の下に置くと，このニュートラルポジションを維持するのに役立つ．注意点は，骨盤と脊椎の動きを抑え，このエクササイズによって腰を平らに床につけないようにすることである．

　目標は，少ない努力でコアブレースエクササイズを行いつつ，筋肉を活性化することである．最大努力よりも少ない力で，調光器のスイッチを回して入れるように徐々に，ゆっくりと，収縮させる．呼吸は，腹部を膨らませるというよりも胸部を動かしながら行う．骨盤底筋群，腹横筋，多裂筋に力を入れ収縮させたまま，胸部を内外に動かす呼吸を続ける．腹部の深層でコア筋群の緊張を感じる．

　5秒間コアブレースを保持することから始める．そして10秒まで保持

できるようにする．1セットで10回の収縮を繰り返す．収縮中に呼吸を止めないこと．1日合計30回の収縮まで回数を増やして続ける．

10.2 コア筋群の活性化のためのステップ

1. 骨盤の底部にある骨盤底筋群（図21a，図21bを参照）に集中する．ゆっくりと，尿流を止めガスをこらえるような，腟を閉じるようなイメージをして骨盤底筋群を収縮させる．この収縮は，尿道口，肛門，腟口の周囲に緊張を生み出す．

2. 骨盤底筋群を収縮させながら，背骨や骨盤を動かさないように下腹部の筋肉（腹横筋）にも力を入れる．下腹部にシートベルトをきつく巻き腹壁を平らにする，あるいは凹ませるようなイメージをしながらこの運動を行う．腹横筋は，腹壁下方の深層部の緊張を生み出す．

3. 最後に，脊椎の横にある筋群に力を入れ，深部背筋である多裂筋にも力を入れる．腰を弯曲させている筋群を感じることで，それらの筋群をみつける．尾骨と骨盤から胸部がファスナーでつながっている様子をイメージする．これは，背部からの腹腔の支持を生み出す．

　コア筋群が弱いと，大腿や殿部の筋肉がコア筋群を助けるように働く．これは素晴らしいことではあるが，コア筋群自体を鍛えることにはならない．コアブレースエクササイズを行う間，背部の中央部分の張りを感じたり呼吸を止めてしまったりする女性がいる．この現象は，鍛えようとしている弱った筋群の働きを近くに位置する筋群が助けようとしているために

生じるものである．この現象が起きたら，過度な力を入れすぎている可能性がある．

コア筋群は 1 日中，活動の中で活用されている．一度これらのエクササイズを横になった姿勢でできるようになったら，そのほかのさまざまな姿勢でもコア筋群を使用できるようにすることが重要である．横向き，坐位，そして立位でもエクササイズを行うこと．そのほかのエクササイズや機能的な活動へと段階を進める前に，コア筋群が緊張する感覚を体得できるとよい．ほかのエクササイズを開始する際は，いつでもコア筋群を最初に使用し，そして背骨の自然な弯曲を保ったまま通常の腹筋運動を行う．コア筋群やさらにコア筋群をみつけるためのいくつかの方法がある．Kathewallace.com/book-resourcesで推奨される書籍を確認できる．

ジュニアータはコア筋群の使用を学び，彼女のエクササイズプログラムを作り上げることができた．彼女いわく，シックスパック（6つに割れた腹筋）は戻らないかもしれないが，樽のような腹部ではなくなり，コア筋群も強くなって，活動的な生活を再開した，ということである．彼女はまた，コア筋群を取り戻せたことを喜んでおり，これらの変化が彼女に再び力を与え，性的魅力ももたらした．

10.3　腹直筋離開（DRA）

腹筋が離開してしまうことを腹直筋離開（diastasis rectus abdominis：DRA）という．腹直筋離開は，腹直筋と左右の腹筋をつなぐ結合組織である白線（linea alba）が出産により過剰に伸張されることで生じる．

へそやその周囲の領域でふくらみを感じると報告する女性は多い．これは妊娠中の一般的な症状であり，出産後に継続する女性もいる．腹直筋離開によりコア筋群の正常な機能が抑制されてしまう女性もいる．また，筋肉は機能するが，腹部の外観が変わり，不快で，魅力を失ったようだと訴える女性もいる．筆者の臨床経験上，腹直筋離開を心配し，エクササイズプログラムを開始することに強い不安を感じる女性も多い．しかし，心配しないでほしい．本節では筆者の指導する腹直筋離開への対処法を示す．

10.4　産後の腹筋の離開

　産後の女性の約30％は腹直筋離開を生じる．離開の幅はおのおの異なっている．離開の幅がどの程度であろうが，産後に続いて起こる感情的な苦悩になりえ，そして骨盤痛，背部痛または尿失禁の原因ともなりうる．腹直筋離開から回復するには，いくつかの段階を経なければならないこともある．ほとんどの女性において，腹直筋離開は自然に治癒する．産後数週間で幅が狭くなり，離開が残っていたとしても最小限の状態となる．筋群や筋膜は，機能とコアの支持機能を残している．もしこのような状況であれば，幸運である！

　しかしながら，もし産後8週間経っても腹直筋離開が残っていたら，離開はコア筋群や体幹筋筋力強化の特別なプログラムなしでは改善することはないと筆者は考える．もし産後の回復過程で継続する背部や骨盤帯の疼痛があれば，その懸念は腹部のみた目や性的な関心以上に強いものとなろう．筆者の臨床経験と巻末の**文献**から述べると，5～7％の女性が産後3カ月以上の間，持続する背部痛や骨盤帯疼痛に悩んでいる．疼痛が常に腹

直筋離開に関係しているわけではないが，離開があると腰部，体幹，骨盤を安定させるためにコア筋群を回復させることが困難になる．腹直筋離開はまた，尿失禁，便失禁そして骨盤臓器脱にも関連する．

　カナダの理学療法士であるDiane Leeは，腹直筋離開に対するリハビリテーションの研究者であり「機能的に正しく使えなくなり壊れたファスナーのついた腹壁」としてこの問題を説明している．Diane LeeとPaul Hodgesにより報告された研究によると，健康的な腹壁は，背部や脊椎に負荷がかかる運動課題において腹部の中心（白線および「ファスナー」の領域）に張力を生み出せることを示している．これは，健康的な腹壁が赤ちゃんをベビーベッドから抱き上げる際や，車のチャイルドシートに赤ちゃんを乗せる際に，この張力を生み出す働きがあることを意味している．言い換えれば，背中を支えるために腹壁のファスナーは張力を保って閉じたままの状態になっているということになる．

　研究はまた，離開が継続している際に生じる2つの特別な仮説を示した．最初の仮説では，産後の腹部が同時に適切なタイミングで働くことができないため，健康的な張力を生み出すことができないとしている．これは最適でない戦略と呼ばれている．これは歯がきれいに並んでいないファスナーを閉めようとするのに似ている．もう一方の仮説では，腹直筋離開により解剖学的な変化が起こることが原因であるとしている．腹部筋群をつなぐような構造となっている筋膜（複雑な結合組織の層）が，伸ばされているということである．解剖学的な変化は，伸張されたファスナーを表している．それらは筋肉が働いている間でさえ筋膜における十分な張力を生み出す筋力強化がなされていない．どちらの仮説を取ったとしても，

ファスナーの筋力強化を改めて行う治療プログラムが必要ということになる．

どちらの原因であろうとも，腹直筋離開をともなった腹部の筋力強化を再度行う際に重要なことは，コア筋群が離開において張力を生み出す方法を学ぶことである．この張力回復のための鍵となる領域は，胸骨の下から恥骨上部の骨までの白線のあるファスナーの内側とファスナーに沿った領域である．白線において生み出されるこの張力は，裂け目がどれくらい軟らかいか，または深いかに影響している．腹直筋離開による筋肉の溝を閉じることは，機能回復や疼痛の軽減において，白線における張力を生み出すことほど重要ではない．言い換えれば，腹部に離開をまだ確認できる状態であっても，離開の間に筋膜の張力を感じられれば，筋骨格系の背部や骨盤帯の痛みの症状はほとんどの場合改善する，というのが筆者の臨床経験から得た見解である．

　ケイティは，第1子の出産3カ月後に私を受診しにやって来た．彼女には，腹直筋離開と同様に腰部の疼痛といった悩みがあった．彼女は，臍下にちょうど指2本分の裂け目があり，腹筋運動をしようとするときでさえお腹が「軟らかい」ように感じると訴えた．彼女はまた，ベビーベッドから3カ月の赤ちゃんを抱き上げるときや床で赤ちゃんと遊ぶとき，車のチャイルドシートに赤ちゃんを乗せたり抱き上げたりするときに，腰痛を生じるとも訴えた．彼女はあまりにも不快感が強いため，性行為に対する興味も失っていた．

ケイティのケースでは，腹直筋離開が腰痛を引き起こしているかどうか

を確認するために，筆者が臨床で行っている簡単な2つのテストが有用と考える．これらは，美容的な問題と同様に離開が機能的であるかどうかを判断するために自宅でも行えるセルフ・スクリーニングテストである．以下のテストは，カナダBritish Columbia州の理学療法士協会が発行している「産後の体」のリーフレットの改変である．

10.5　腹直筋離開に対するセルフ・スクリーニングテスト

カールアップテスト：両膝を曲げて仰向けに横になる．顎を引き，肩甲骨が床から離れるところまで，ゆっくりと頭と肩をもち上げる．この状態で以下の質問に回答することで体の反応の評価をする．

- カールアップテストの動作時に背部，恥骨，骨盤に痛みがあるか？
- 腹部の中央部に（山のような）ふくらみが確認できるか？
- 腹直筋中心部（臍）の左右の境界に離開または軟らかい裂け目を感じるか？　胸郭の弯曲から恥骨までの腹部の中央部を確認すること．

下肢挙上テスト：足をまっすぐに伸ばして仰向けになる．片足を床から5〜10cm程度もち上げ，床に戻す．もう一方の足も同様に繰り返す．これらの質問への回答によって体の反応を評価する．

- 足を動かしたときに背部，恥骨，骨盤に痛みがあるか？
- 腹部の中央部に（山のような）ふくらみが確認できるか？
- 腹直筋の中心部（臍）の左右の境界に離開または軟らかい裂け目を感じるか？　胸郭の弯曲から恥骨までの腹部の中央部を確認すること．

もしこれらの質問に対して「はい」の回答があれば，コアブレースエクササイズを開始する．ウィメンズヘルスや腹直筋離開に対するリハビリテーションの臨床経験を有する理学療法士の指導を受けてほしい．

10.6　腹直筋離開のエクササイズ戦略

　腹直筋離開を起こしている場合，適切な順序とタイミングでコアの筋肉のリハビリテーションを行わなければならない．

　定番の腹筋運動を行うことは，一般的に背部痛や骨盤痛をともなう腹直筋離開の解決策とならない．また2016年のLeeとHodgesによる研究では，腹横筋の収縮をともなうカールアップ運動が，腹部の裂け目における緊張を高めるのに役立つことを示した．

　そこで，従来の腹筋運動から始めるのではなく，コアブレースエクササイズを行って腹横筋を活性化することで内側の腹腔の筋肉（インナーマッスル）を使用する方法を学ぶことを筆者は勧めたい．コアブレースエクササイズを行うことができれば，これを基礎として，または腹部運動の前に「事前収縮」として活用できる．

　適切なテクニックとタイミングでコア筋群の筋力強化を行うことで，筋肉はより強くなり，より効果的にコア筋群を使用できるようになる．前述のコアブレースエクササイズの手順を使用する．骨盤底筋群，横隔膜腹部，および多裂筋といった腹部の適度な緊張と活性化に寄与する筋群の強化から開始するということである．内側にあるコア筋群と一緒に筋肉を活

性化することができれば，筋肉の正しい順序づけを行えるようになる．このエクササイズ戦略が基礎となり，ほかの腹部エクササイズはこの上に行うことになる．たとえば，スクワットやバランスボールやゴムバンドを用いた立位腹部運動なども，コアブレースエクササイズを実行してから行う．コア筋群は，しゃがみ込みや伸びといった日常的な活動でも使用できる．

　繰り返しとなるが，自分でうまくできないと感じたら，理学療法士を探すことを勧める［訳注：日本の場合は，医師とともに治療を行っている］．理学療法士は，姿勢，動かし方，もち上げ方，出産後の体の筋肉，関節における筋膜や特定の骨の位置を正確に評価することができる．その評価からエクササイズと治療の計画を個別に設計することができる．バインダー，ベルト，またはブレースなどとして知られる腹部支持具の一時的な使用は，筋肉の働きを覚えておくのにときに役立つ．腹部支持具は背中や骨盤の痛みに効果を発揮する場合もあるが，コアブレースエクササイズのような筋肉活性化戦略を行わなければ，これらによる一時的な変化はその後に持続しない可能性もある．

　さらに極端な場合として，コアブレースエクササイズと理学療法が痛みや体のイメージの改善に効果を発揮しない場合には，外科的な治療の必要性が考えられる．状況によっては，組織が緊張しすぎるあまり筋肉が緊張を取り戻せなくなっていることもある．しかし，最長1年間のエクササイズプログラムを試みるまで，手術は考慮されるべきではないと筆者は考える．また，現時点ではこの手術はほとんどの米国の保険会社の制度が適用されない可能性がある［訳注：日本では保険適用されていない］．ただし，

腹直筋離開による痛み，排便および排尿に関連する症状のためのリハビリテーションについての研究が進むにつれ，将来的に制度が変更される可能性もある．

　ケイティの場合，深部にあるコア筋群を活性化して使用できることを学ぶと，赤ちゃんをベッドから抱き上げる前と寝起きする前に，筋肉の締めつけ運動を始めた．彼女は，自分がどのように動いているかということにより意識的になり，身体構造をうまく使い始めた．もち上げる前にコア筋群を活性化することによって，彼女は乳児用チャイルドシートを動かすときの痛みを避けられるようになった．彼女のコア筋群は強化された．まだ離開は完治していないものの，もはや不快感もなく，痛みを伴わずに赤ちゃんの世話をできるようになった．

10.7　帝王切開後の腹部：瘢痕組織マッサージと可動性

　ジェシカは，帝王切開で赤ちゃんを授かってから3カ月後に私を受診しにやって来た．出産以来，ズボンのファスナーが切開創に当たり痛みをともなうせいで，マタニティー服しか着られないという．彼女は，不快感と，エクササイズを間違えるかもしれないという恐怖のために，まだエクササイズを試すことができずにいる．彼女はまた，夫との性行為についても心配している．何度か性行為を再開しようとしたが，偶然何かが帝王切開創に触れると，痛みを感じ止めてしまうということであった．彼女は物事を「普通に感じる」ことを望んでおり，親密な性行為を取り戻したいと考えている．

多くの女性は，帝王切開創が治癒して一見正常にみえていても，創の不快感を経験している．創を洗う際に，しばしば不快感を伴う．これは確かに性的活動の親密な接触や欲求を阻害する可能性がある．ズボンや下着を履くときに創に痛みを感じる．また，以前と同じように腹筋を使うことができていないと感じる場合もある．これらの問題はすべて創における可動性の制限により引き起こされる可能性がある．ここでいう創（scar）とは，瘢痕（adhesion）とも呼ばれ知られている．

　創は，2年以上かけて治癒するに従って，平らになり，白く滑らかな線になるはずである．創が治癒する際に多くの場合，痒みと領域の麻痺をともなう．感染した創はしばしば強い制限や癒着を引き起こす．帝王切開後の最初の数週間は，創はピンク色または赤色で少し盛り上がっているのが正常である．しかしながら，最初の数週間を経た後に創が過度な不快感を引き起こしたり，動きを制限したりすることはないはずである．何か正常でないことが起こっていると思われるのであれば，医療提供者に相談し，受診してほしい．

　帝王切開後に腹部の創マッサージを指導されることはないかもしれない．しかし筆者の指導では，クライアントの腹部筋が活性化されて，さらに筋を使用する能力も向上できるので，創マッサージを指導している．創マッサージによる動きの増加は筋機能を改善し，エクササイズを容易にし，筋を強化できるようにもなる．瘢痕を動かしマッサージすることで，創周囲の疼痛も軽減できる．

　腹部の創はまた癒着を引き起こし，骨盤内臓器の可動性を制限する．特

に膀胱，子宮または腟があらゆる方向への可動性を制限されると，深部への腟挿入や抜去で疼痛が生じる．以下の創マッサージにより，筆者のクライアントはこの可動性を回復している．

　腹部の創マッサージは2部に分けられる．第1ステージは脱感作であり，皮膚のストレッチである．第2ステージは直接的な創マッサージである．

10.8　第1ステージ：創の脱感作と皮膚のストレッチ

　創の脱感作は創の刺激を軽減する助けとなる．創が過敏になり，接触や圧に耐えられなくなる人もいる．創に対するやさしい脱感作エクササイズと皮膚のストレッチは，過剰に興奮した神経終末を穏やかにし，感覚を軽減する．帝王切開創に対するマッサージの追加研究が必要ではあるものの，臨床上筆者はこれらのテクニックで改善を確認している．

　帝王切開後6週間［訳注：日本では1カ月後健診］かそれ以降に第1ステージを開始できる．これらのマッサージテクニックは1日10～15分間行い，創の感触を確かめ，観察して，より正常に動くのを助ける．これらの処置の際，手はいつも清潔にし，ローションは使わないか少量の使用で行う．

10.9　創の脱感作の手順

- 濡れたハンドタオルか手ぬぐいで創と創の周囲を覆い，創と皮膚に接触させる．図23aを参照．

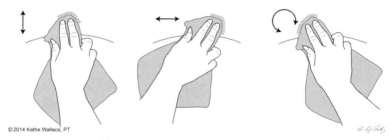

図23a　ハンドタオルを用いた脱感作

- **上下，左右に動かす**，または接触している創をつかむように1〜3分間**円を描くように動かす**（図23bを参照）．

- ハンドタオルや手ぬぐいで創を触る感覚がなくなるまで入浴後に**毎日**実施する．

より敏感な領域があれば，濡れたハンドタオルか手ぬぐいでこれらの部位に対して5〜10回加えて動かす．

いったんハンドタオルで快適になったら，異なった素材を使用して創を優しくマッサージする．柔らかい毛布や硬い毛布，スポンジやシャワー用へちまなどを使用する．子ども用の柔らかいヘアブラシやぬいぐるみを使用してもよい．家にあるさまざまな物を使用できる．ただし，鋭い痛みを生じないように注意すること．

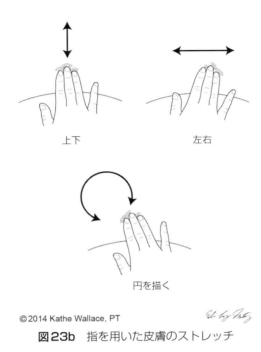

図23b　指を用いた皮膚のストレッチ

10.10　皮膚のストレッチテクニック

　指先を使って軽く押すことから始める．時間をかけて，異なった深さまで押すようにする．創の周囲には最大の圧をかけないようにすること．創の周囲をストレッチするときの引っ張られる感覚や，少し焼けるような感覚は正常である．もし容易に動かすことができない領域を感じた場合，その領域に対してより長い時間をかけて皮膚のストレッチを行う．

10.11　皮膚のストレッチの手順

- 創から5〜7.5 cm離れたところに指を置く．

- 指を上下に動かすことで，創の周囲の皮膚をストレッチする．創全体の周囲を**上下に動かす**．

- 指を**左右に動かす**ことで創の周囲の皮膚をストレッチする．創全体の周囲を左右に動かす．

- 創の上や下の皮膚を**時計回り**や**反時計回り**に**円を描くように**ストレッチする．創全体の周囲を円を描くように動かす．

- 各パターンを5〜10回繰り返す．

10.12　第2ステージ：創に対する直接的ストレッチ

　皮膚組織に対する最近の研究によると，創に対する皮膚のストレッチは過度な瘢痕化を防ぐとしている．この研究は，創マッサージをする臨床家がなぜクライアントの創が改善したと分かるのかの説明となりうるものである．加えて，いくつかの臨床研究は動きを改善できる創マッサージやどのくらい創を目立たさなくするかを示している．

　手術後12週，またはそれ以上経過した時点で第2ステージを開始することができる．創のストレッチ，創の挙上，ローリングの各セッションに

対して5〜10分間実施する．創のストレッチや挙上，ローリングを行う際は，徐々にマッサージの圧を強くしていく．最大の可動性を得るために，コアブレースエクササイズを実施する一方で，下記に挙げる筆者のテクニックも実施する．創の周囲の筋肉を収縮させることもまた，腹壁全体やその構成物をよりよく動かす一助となる．

10.13　特別な創のストレッチの手順

これらのステップでは，創に対する3つの異なった動きである左右，上下，対角線の動きを用いる．**図25〜図27**を参照．

- 2本または3本の指をつけて広い指の面を作る．指は**図24**のように少しアーチを描くようにする．この指と手の形は創のストレッチのために重要なものである．

- 創の一側の末端に2〜3本の指で作った指の面を直接置く．

- 矢印で示されているように1つの方向に約1.25 cm，指で押すことで

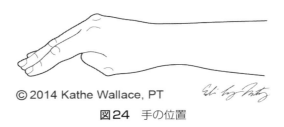

© 2014 Kathe Wallace, PT

図24　手の位置

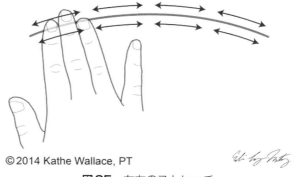

図25　左右のストレッチ

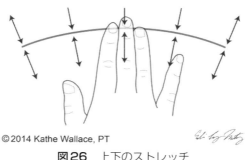

図26　上下のストレッチ

創をストレッチする．創をストレッチしたら5〜15秒間そのまま保持する（**図25**，**図26**を参照）．

- 上記のステップの方向と反対方向に創をストレッチする．創のストレッチを5〜15秒間保持する．

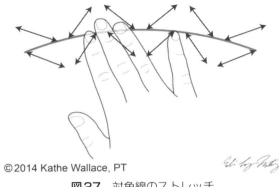

図27　対角線のストレッチ

- 創の隣の領域に移動し，上記のように創のストレッチを繰り返す．創の長さ全体に沿って実施する．

- 創に沿って5～10回繰り返す．

10.14　創の挙上とローリング

- 人差し指と親指を用いて**図28**のように創をつまみ上げる．

- 指の間で5～15秒間創をローリングする．

- 創に沿って動かし，創の全体の長さをマッサージするまで繰り返す．

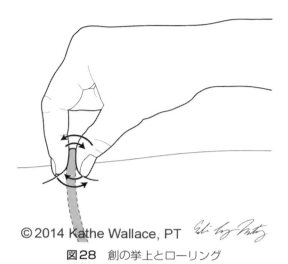

図28　創の挙上とローリング

　私は，ジェシカの創に対しやさしい脱感作エクササイズを行うことから治療を開始した．彼女は最初の1週間のうちに，皮膚の過敏さが軽減したことに気づいた．彼女はコアブレースエクササイズを行うのと同様に徐々に創マッサージを実施していった．彼女の創はまだ治癒している過程である．しかし，彼女はこれまでの普段の洋服を着られるようになり，夫に触れられることも楽しめるようになった．

まとめ

　体が出産後にどのように作用するかについての知識と，体が必要としている単純な道具，ヒント，そして技術がこれで備わったと思う．これらは，性行為の再開までの道のりを短縮できるように設計されている．筆者は，女性が性的に魅かれる相手との性行為を再開することと，性的にも魅力的な母親でいることを応援している．妊娠と出産のプロセスは，女性の体と性的関心への挑戦ともなりうる．第一段階は単純なコツであり，薬物も手術も必要としないうえ，骨盤底と性的関心を取り戻すための自然な第一段階ともなっている．ぜひ，この行程と結果を享受してほしい！

　そのほか，発痛点（トリガーポイント），筋肉の敏感さや減弱，性行為や接触の際に痛みを生じるといった症状がある．これらの基本的な手技を試した後にも持続的な症状が残る場合は，筋骨格系の問題ではなく医療的問題がある可能性がある．ウィメンズヘルス専門の保健医療提供者を受診し，症状の評価と治療を行ってほしい．本書は，理学療法士などの医療提供者が，分娩後の女性や性機能の障害となる骨盤痛を訴える女性に提供する情報を網羅的に説明している書籍ではない．専門家は，性機能の複雑性と，分娩後期間の機能変化において多くの因子が果たす役割を認めている．

　性の問題で助けを得て，性行為を再び楽しもうとするなら，自分の安全地帯から一歩踏み出さないとならないときもある．

女性のための情報

Carter, M., & Carter, L. (2004). *Completely Overcome Vaginismus : Personal Journal & Workbook*. Canada : Vaginismus.com.

Carter, M., & Carter, L. (2004). *Completely Overcome Vaginismus : The Practical Approach to Pain-Free Intercourse*. Canada : Vaginismus.com.

Coady, D., & Fish, N. (2011). *Healing Painful Sex, a Woman's Guide to Confronting, Diagnosing, and Treating Sexual Pain*. CA : Seal Press.

Goldstein, A., Pukall, C., & Goldstein, I. (2011). *When Sex Hurts, A Woman's Guide to Banishing Sexual Pain*. Cambridge, MA : Da Capo Lifelong.

Herrera, I. (2009). *Ending Female Pain, a Woman's Manual, Ultimate Self-Help Guide for Women Suffering from Chronic Pelvic and Sexual Pain*. New York, NY : Duplex Publishing.

Perelli, K., & Kassai, K. (2011). *The Bathroom Key, Put an End to Incontinence*. New York, NY : Demos Medical Publishing.

Pirie, A. and Herman, H. (2003). *How to Raise Children without Breaking Your Back*. 2nd Edition. Somerville, MA, IBIS Publications.

Stein, A. (2008). *Heal Pelvic Pain : The Proven Stretching, Strengthening, and Nutrition Program for Relieving Pain, Incontinence, & IBS, and Other Symptoms Without Surgery*. New York, NY : McGraw-Hill.

Stewart, E.G., & Spencer, P. (2002). *The V Book*. New York, NY : Bantam Books.

骨盤底関連商品

      Kathewallace.com/book-resources

セクシャリティに関するウェブサイト

      sexualityresources.com
      sexualrehab.com
      tallirosenbaum.com
      sexualmed.org

ウィメンズヘルス専門の理学療法士検索サイト

      womenshealthapta.org/pt-locator/
      hermanwallace.com/practitioner-directory
      ioptwh.org/members/members.cfm

文　献

用 語 集——外陰・会陰部の解剖用語/状態

Clemente, C. (1997). *Clemente anatomy : A regional atlas of the human body*. (4th ed.) : Williams & Wilkins.

Drake, R. (2010). *Gray's anatomy for students*. Philadelphia, PA : Elsevier/Churchill Livingstone.

Snell, R. (1995). *Clinical anatomy for medical students*. (5th ed.) : Boston : Little Brown.

概　観——出産は女性の体をどう変え，性的能力を試そうとしているのか．それが変わると何が起こるのか？

Abdool, Z., Thakar, R., & Sultan, A.H. (2009). Postpartum female sexual function. *European Journal of Obstetrics & Gynecology and Reproductive Biology*, *145* (2), 133-7.

Acele, E.Ö., & Karaçam, Z. (2012). Sexual problems in women during the first postpartum year and related conditions. *Journal of Clinical Nursing*, *21* (7-8), 929-37.

Bertozzi, S., Londero, A., Fruscalzo, A., Driul, L., & Marchesoni, D. (2010). Prevalence and risk factors for dyspareunia and unsatisfying sexual relationships in a cohort of primiparous and secondiparous women after 12 months postpartum. *International Journal of Sexual Health*, *22* (1), 47-53.

Bump, R.C., & Norton, P. (1998). Epidemiology and natural history of pelvic floor dysfunction. *Obstetrics & Gynecology Clinics of North America*, *25*, 723-746.

DeLancey, J.O. (2002). Fascial and muscular abnormalities in women with urethral hypermobility and anterior vaginal wall prolapse. *American Journal of Obstetrics & Gynecology*,*187* (1), 93-8.

Fonti,Y., Giordano, R., Cacciatore, A., Romano, M., Larosa, B. (2009) Post-partum pelvic floor changes. *J Prenat Med*. *3* (4) : 57-9.

Handa, V.L., Cundiff, G., Chang, H.H., & Helzlsouer, K.J. (2008). Female sexual function and pelvic floor disorders. *Obstetrics & Gynecology*, *111* (5), 1045-52.

Hagen. S., Stark D. (2011). Conservative prevention and management of pelvic organ prolapse in women. *Cochrane Database Syst Rev*. 12 : CD003882.

Hicks, T.L., Goodall, S.F., Quattrone, E.M., & Lydon-Rochelle, M.T. (2004). Postpartum sexual functioning and method of delivery : summary of the evidence. *Journal of Midwifery and Women's Health*, *49* (5), 430-6.

Leeman, L.M. (2012). Sex after childbirth : postpartum sexual function. *Obstetrics & Gynecology*, *119* (3), 647-55.

Macarthur, A.J., & Macarthur, C. (2004). Incidence, severity, and determinants of perineal pain after vaginal delivery : a prospective cohort study. *American Journal of Obstetrics & Gynecology*, *191* (4), 1199-204.

Memon, H.U., & Handa, V.L. (2013). Vaginal childbirth and pelvic floor disorders. *Womens Health* (*Lond Engl*), *9* (3), 265-77.

Morin, M., Bergeron, S. (2009). Pelvic floor rehabilitation in the treatment of dyspareunia in women. *Sexologies*, *18*, 91-94.

Mouritsen, L. (2009). Pathophysiology of sexual dysfunction as related to pelvic floor disorders. *International Urogynecology Journal and Pelvic Floor Dysfunction, 1*, S19-25.

Persico, G., Vergani, P., Cestaro, C., Grandolfo, M., & Nespoli, A. (2013). Assessment of postpartum perineal pain after vaginal delivery : prevalence, severity and determinants. A prospective observational study. *Minerva Ginecologica, 65* (6), 669-78.

Rathfisch, G. (2010). Effects of perineal trauma on postpartum sexual function. *Journal of Advanced Nursing, 66* (12), 2640-9.

Rosenbaum, T. (2007). Pelvic Floor Involvement in Male and Female Sexual Dysfunction and the Role of Pelvic Floor Rehabilitation in Treatment : A Literature Review. *International Society for Sexual Medicine* 4 : 4-13.

Rosenbaum, T. (2008). The Role of Physical Therapy in Female Sexual Dysfunction. *Current Sexual Health Reports*, 5 : 97-101.

Serati, M., Salvatore, S., Siesto, G., Cattoni, E., Zanirato, M., Khullar, V. Bolis, P. (2010). Female sexual function during pregnancy and after childbirth. *The Journal of Sexual Medicine, 7* (8), 2782-90.

Sung, V. & Hampton, B. (2009). Epidemiology of pelvic floor dysfunction. *Obstetrics and Gynecology Clinics of North America, 36* (3), 421-43.

Von Sydow, K. (1999). Sexuality during pregnancy and after childbirth : A metacontent analysis of 59 studies. *Journal of Psychosomatic Research, 47* (1), 27-49.

第1章　洗浄，衣服とケア──出産直後とその後の外陰・会陰部の変化

American College of Nurse ─ Midwives. (2012). Vulvar Care. *Journal of Midwifery & Women's Health, 57* (3), 311-31. Retrieved from www.midwife.org/ACNM/files/ccLibraryFiles/Filename/000000002192/Vulvar%20Care.pd

Majerovich, J.A., Canty, A., & Miedema, B. (2010). Chronic vulvar irritation : could toilet paper be the culprit?. *Canadian Family Physician*, *56* (4), 350-2.

National Vulvodynia Association. (2013). *Self help tips for vulvar skin care*. Retrieved from https://www.nva.org/Self_HelpTips.html

UpToDate. (2014). [Table of healthy vulvar hygeine practices]. Retrieved from http://www.uptodate.com/contents/image?imageKey=OBGYN/64538&topicKey=OBGYN/5412&source=preview&rank=undefined

第2章　骨盤各部の名称―チェックポイント

Carter, M., & Carter, L. (2004). *Completely Overcome Vaginismus*. Canada : Vaginismus.com.

Vulvar Anatomy. Available at : http://www.nva.org/vulvarAnatomy.html

第3章　乾燥や疼痛をともなう部位―出産後の腟の潤い

Herbenick, D., Reece, M., Schick, V., Sanders, S.A., Fortenberry, JD. (2014) Women's Use and Perceptions of Commercial Lubricants : Prevalence and Characteristics in a Nationally Representative Sample of American Adults. *The Journal of Sexual Medicine*, *11* (3) : 642-52.

Sutton, K., Boyer, S., Goldfinger, C., Ezer, P., & Pukall, C. (2012). To lube or not to lube : experiences and perceptions of lubricant use in women with and without dyspareunia. *The Journal of Sexual Medicine*, *9* (1), 240-250.

第4章　解　放—リラックス・アンド・リリース呼吸

Busch, V., Magerl, W., Kern, U., Haas, J., Hajak, G., Eichhammer, P. (2012) The effect of deep and slow breathing on pain perception, autonomic activity, and mood processing — an experimental study. *Pain Medicine.13* (2)：215-28.

第5章　性的活動時の課題—骨盤底筋群リリースエクササイズ

Faubion, S.S., Shuster, L.T., Bharucha, A.E. (2012) Recognition and management of nonrelaxing pelvic floor dysfunction. *Mayo Clin Proc. 87* (2)：187-93.

FitzGerald, M.P., Kotarinos R. (2003)　Ⅱ：Rehabilitation of the short pelvic floor.Treatment of the patient with the short pelvic floor. *Int Urogynecol J Pelvic Floor Dysfunct*. 14：269.

Stein, A. (2008). *Heal Pelvic Pain：The Proven Stretching, Strengthening, and Nutrition Program for Relieving Pain, Incontinence, & IBS, and Other Symptoms Without Surgery*. New York, NY：McGraw-Hill.

http://www.uptodate.com/contents/pelvic-floor-physical-therapy-for-management-of-myofascial-pelvic-pain-syndrome-in-women/abstract/3?utdPopup=true

第6章　分娩時の裂傷への対処方法—会陰切開や会陰裂傷

Best, T.M., Gharaibeh, B., Huard, J. (2013) Stem cells, angiogenesis and muscle healing：a potential role in massage therapies? *Br J Sports Med. 47* (9)：556-60.

Herman, H. (2006). Physical therapy for female sexual dysfunction. In：I. Goldstein, C. Meston, S. Davis, & A. Traish, (Eds.),

Women's *Sexual Function And Dysfunction*, *Study, Diagnosis and Treatment*. United Kingdom：Taylor & Francis.

Lewit, K., Olsanske, S. (2004). Clinical Importance of active scars：abnormal scars as and the cause of myofascial pain. *J Manipulative Physiol Ther*. 27：399-402.

Rosenbaum, T.Y. (2005). Physiotherapy treatment of sexual pain disorders. *Journal of Sex and Marital Therapy*, 31(4), 329-40.

第7章　腟挿入時の痛み──腟と骨盤底筋，発痛点（トリガーポイント）と瘢痕組織をリリースするための経腟ストレッチ

Anderson, R., Wise, D., Sawyer, T., & Nathanson, B.H. (2011). Safety and effectiveness of an internal pelvic myofascial trigger point wand for urologic chronic pelvic pain syndrome. *Clinical Journal of Pain*, 27(9), 764-8.

Dommerholt, J., Bron, C., et al. (2006). Myofascial Trigger Points：An Evidence-Informed Review. *The Journal of Manual & Manipulative Therapy*. 14(4)：203-221.

Pastore, E.A., & Katzman, W.B. (2012). Recognizing myofascial pelvic pain in the female patient with chronic pelvic pain. *Journal of Obstetric, Gynecologic and Neonatal Nursing*. doi：10.1111/j.1552-6909.Simons, D.G., Travell.

J.G., & Simons, L.S. (1999). Travell & Simons' Myofascial Pain and Dysfunction：*The Trigger Point Manual*. Philidelphia, PA：Lippincott Williams & Wilkins.

Simons, D.G., Dommerholt, J. (2006) Myofascial Trigger Points：An Evidence-Informed Review. *The Journal of Manual & Manipulative Therapy*. 14(4), E124-E171.

Wise, D. & Anderson, R.U. (2011). *A Headache in the Pelvis*：*A new understanding and treatment for prostatitis and chronic pelvic pain syndromes*. Sixth Edition. Occidental, CA : National Center for Pelvic Pain Research.

第8章　腟の緩みや違和感──骨盤底筋群エクササイズ

Bø, K., & Talseth, T. (1996). Long-term effect of pelvic floor muscle exercise 5 years after cessation of organized training. *Obstetrics & Gynecology, 87* (2), 261-265.

Bump, R.C., Hurt, W.G., Fantl, J.A., Wyman, J.F. (1991). Assessment of Kegel pelvic muscle performance after brief verbal instruction. *American Journal of Obstetrics & Gynecology, 165*, 322-329.

Fisher, K., & Riolo, L. (2004). What is the evidence regarding specific methods of pelvic floor exercise for a patient with urinary stress incontinence and mild anterior vaginal wall prolapse? *Physical Therapy, 84* (8), 744-753.

Kegel, A.H. (1949). The physiologic treatment of poor tone and function of the genital muscles and of urinary stress incontinence. *Western Journal of Surgery, Obstetrics, and Gynecology, 57* (11), 527-535.

Kegel, A.H. (1952). Sexual functions of the pubococcygeal muscle. *Western Journal of Surgery, Obstetrics, and Gynecology 60* (10), 521-524.

Miller, J.M. (2002). Criteria for therapeutic use of pelvic floor muscle training in women. *Journal of Wound Ostomy & Continence Nursing, 29*, 301-11.

第 9 章　Pelvic Floor Play™ ─性的欲求を高めるための呼吸と動きのテクニック

Cia, M. (2005). *Healing Love Through the Tao : Cultivating Female Sexual Energy*. Destiny Books.

Hendricks, G. (1995). *Conscious Breathing*. Bantam Books.

Meston, C. (2000). Sympathetic Nervous System Activity and Female Sexual Arousal. *American Journal of Cardiology,86*, 30f-34f.

Mullen, S. (2004). *The Best You'll Ever Have : What Every Woman Should Know About Getting and Giving Knock-Your-Socks-Off Sex*. New York, NY : Roundtable Press.

Trudel, G & Saint-Laurent, S. (1983). A comparison between the effects of Kegel's exercises and a combination of sexual awareness relaxation and breathing on situational orgasmic dysfunction in women. *Journal of Sex & Marital Therapy, 9* (3), 204-9.

Tunneshende, M. (2001). *Don Juan and the Art of Sexual Energy : The Rainbow Serpent of the Toltecs*. Rochester, VT : Bear & Co.

Voigt, H. (1991). Enriching the sexual experience of couples : the Asian traditions and sexual counseling. *Journal of Sex & Marital Therapy, 17* (3), 214-9.

第 10 章　コア筋群の回復─体幹強化と帝王切開創の柔軟性のためのエクササイズ

Agha, R., Ogawa, R., Pietramaggiori, G., Orgill, D.P. (2011) A review of the role of mechanical forces in cutaneous wound healing. *Journal of Surgical Research. 171* (2) 700-708.

Arung, W., Meurisse, M., Detry O. (2011) Pathophysiology and prevention of postoperative peritoneal adhesions. *World J Gastroenterol. 17* (41) : 4545-4553.

Benjamin, D.R., van de Water A.T., Peiris C.L. (2014). Effects of exercise on diastasis of the rectus abdominis muscle in the antenatal and postnatal periods : a systematic review. *Physiotherapy. 100* (1) : 1-8.

Bo, K., Sherburn, M., & Allen, T. (2003). Transabdominal ultrasound measurement of pelvic floor muscle activity when activated directly or via a transversus abdominis muscle contraction. *Neurourology and Urodynamics, 22*, 582-588.

Boissonnault, J.S., Blaschak, M.J. (1988). Incidence of diastasis recti abdominis during the childbearing year. *Phys Therapy, 68* (7) : 1082-6.

Coldron, Y., Stokes, M.J., Newham, D.J., & Cook, K. (2008). Postpartum characteristics of rectus abdominis on ultrasound imaging. *Manual Therapy, 13* (2), 112-21

Critchley, D. (2002). Instructing pelvic floor contraction facilitates transversus abdominis thickness increase during lower abdominal hollowing. *Physiotherapy Research International, 7* (2), 65-75.

Lee, Diane personal communications, December, 2013.

Lee, D., Lee L.J., & McLaughlin, L. (2008). Stability, continence and breathing : The role of the fascia following pregnancy and delivery. *Journal of Bodywork and Movement Therapies,12* (4), 333-48.

Mens, J., Vleeming, A., Snijders, C.J., Koes, B.W., & Stam, H.J. (2001). Reliability and validity of the active straight leg raise test in posterior pelvic pain since pregnancy. *Spine, 26*, 1167-71.

Mens, J., Vleeming, A., Snijders, C.J., Ronchetti, I., Ginai, A.Z., & Stam, H.J. (2002). Responsiveness of outcome measurements in rehabilitation of patients with posterior pelvic pain since pregnancy. *Spine, 27* (10), 1110-1115.

Pool-Goudzwaard, A., Van Dijke, G.H., Van Gurp, M., Mulder, P., Snijders, C., & Stoeckart, R. (2004). Contribution of Pelvic Floor Muscles to Stiffness of the Pelvic Ring. *Clinical Biomechanics*, *19*, 564-571.

Rath, A.M., Attali, P., Dumas, J.L., Goldlust, D., Zhang, J., Chevrel, J.P. (1996). The abdominal linea alba : an anatomoradiologic and biomechanical study. *Surgical Radiologic Anatomy*, *18*, 281-288.

Solcumb, J.C. (1993) Chronic somatic, myofascial and neurogenic abdominal pelvic pain. *Clinical Obstetrics and Gynecology*,*11* (1), 145-153.

Spitznagle, T.M., Leong, F.C., & van Dillen, L.R. (2007). Prevalence of diastasis recti abdominis in a urogynecological patient population. *International Urogynecology Journal*, *18* (3), 321-8.

Lee, D., & Hodges, P. (2015). Behaviour of the linea alba during a curl-up task in diastasis rectus abdominis : A new interpretation with clinical implications. *Physiotherapy, 101*.

Lee, D., & Hodges, P. W. (2016). Behavior of the Linea Alba During a Curl-up Task in Diastasis Rectus Abdominis : An Observational Study. *Journal of Orthopaedic & Sports Physical Therapy, 46* (7), 580-589.

骨盤底と骨盤帯に関する書籍

Calais-Germain, B. (2003). *The Female Pelvis* : *Anatomy & Exercise*. Seattle, WA : Eastland Press.

Carriere, B. & Feldt, C.M. (2006). *The Pelvic Floor*. New York, NY : Thieme.

Carriere, B. (2002). *Fitness for the Pelvic Floor*. New York, NY : Thieme.

Irion, J., Irion, G. (2010). *Women's Health in Physical Therapy*. Philidelphia,

PA : Lippincott Williams and Wilkins.
Laycock, J., & Haslam, J. (2002). *Therapeutic management of incontinence and pelvic pain : pelvic organ disorders*. London, England : Springer-Verlag.
Lee, D. (2011). *The Pelvic Girdle : An Integration of Clinical Expertise and Research*. Philadelphia, PA : Churchill Livingstone.
Richardson, C. & Hodges, P. (1999). *Therapeutic Exercise for the Spinal Segmental Stabilization in Low Back Pain. Scientific Basis and Clinical Approach*. Philadelphia, PA : Churchill Livingstone.
Sapsford, R., Bullock-Saxton, J., Markwell, S. (1998). *Women's Health : A Textbook for Physiotherapists*. London, England : WB Saunders Co.
Simons, D.G., Travell, J.G., & Simons, L.S. (1999). *Travell & Simons' Myofascial Pain and Dysfunction : The Trigger Point Manual*. Philidelphia, PA : Lippincott Williams & Wilkins.
Wise, D. & Anderson, R.U. (2011). A Headache in the Pelvis : *A new understanding and treatment for prostatitis and chronic pelvic pain syndromes*. Sixth Edition. Occidental, CA : National Center for Pelvic Pain Research.

付　録

骨盤底と側壁の筋群

　骨盤底および側壁は，3層構造で合計14の筋群が存在しており，骨盤底と側壁を支持している．これらの付着は，起始（origin：O），停止（insertion：I）として知られており，以下に概説する．

浅会陰隙（表層骨盤底筋群：第1層）

　これらの筋群は，皮膚や陰核の周囲を動かすのと同様に，尿道口，腟口，肛門の開閉といった多様な機能をもった括約筋群（開口部を閉鎖する筋）である．図29を参照．

深会陰隙（中間層骨盤底筋群：第2層）

　これらの筋群は，膀胱と腟に特化した機能を有する括約筋群（開口部を閉鎖する筋）である．図29を参照．

骨盤隔膜（深層骨盤底筋群：第3層および側壁）

　これらの筋群は，骨盤隔膜と呼ばれ，スリング状の形態をしており，腟と骨盤内臓器の位置を支えている．図30を参照．

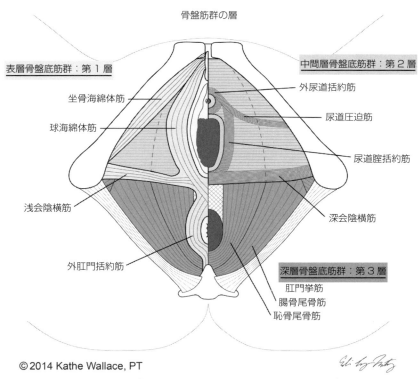

図29 下方からみた各層の骨盤底筋群のイメージ

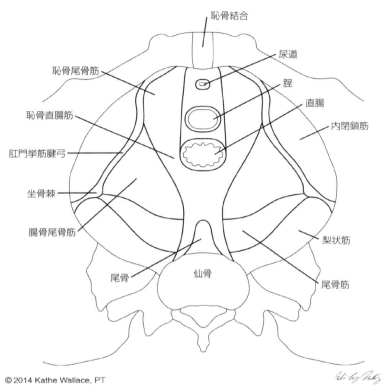

図30 上方からみた第3層の骨盤底筋群

付録 129

表層骨盤底筋群：第1層—浅会陰隙
浅会陰横筋
　　O：坐骨結節
　　I：会陰体
球海綿体筋
　　O：会陰体，陰唇の下方へ続く
　　I：陰核海綿体の筋膜
坐骨海綿体筋
　　O：坐骨結節と恥骨下枝
　　I：陰核脚を越えた下外側の腱膜
外肛門括約筋
　　O：会陰体と肛門管
　　I：尾骨

中間層骨盤底筋群：第2層—深会陰隙
外尿道括約筋
　　O：恥骨弓下
　　I：腟の前側壁と交わり，尿道の周囲を三角形の輪状に囲む
尿道腟括約筋
　　O：腟壁
　　I：尿道の前腹壁
尿道圧迫筋
　　O：坐骨恥骨枝
　　I：腟壁
深会陰横筋
　　O：坐骨枝の内側面
　　I：反対側へ走り，対側の坐骨枝に付着する

深層骨盤底筋群：第3層—骨盤隔膜と側壁
恥骨尾骨筋（恥骨内臓筋，恥骨腟筋）
　　O：恥骨の背側面と内閉鎖筋の筋膜
　　I：肛門尾骨靱帯，尾骨の先端と肛門管の間
恥骨直腸筋
　　O：恥骨の背側面と内閉鎖筋の筋膜
　　I：肛門尾骨靱帯，直腸と肛門管の接合部をスリングしながら周回する
腸骨尾骨筋
　　O：肛門挙筋腱弓（恥骨と坐骨棘の間に下がる線維束）
　　I：肛門尾骨靱帯と尾骨
尾骨筋
　　O：坐骨棘から生じる
　　I：仙骨と尾骨の尾部
内閉鎖筋
　　O：閉鎖孔の骨盤内または表面
　　I：大腿骨近位部の大転子内側面から大転子窩まで
梨状筋
　　O：仙骨の骨盤表面，大坐骨孔を通る
　　I：大転子の上縁

索 引

■ あ行

圧搾ボトル 29
衣服 27
陰核 14, 40, 74, 84, 86
陰核亀頭 14
陰核脚 14
陰核包皮 14, 40
陰唇 40
陰唇小帯の後方 12, 25, 40
インナーコア 91
インナーマッスル 101
陰部神経 84

ウィメンズヘルス理学療法 5
動きのテクニック 80

会陰切開 7, 16, 57
　——による可動性制限 18
　——による疼痛 18
　——の瘢痕 40
会陰体 10
会陰体切開の瘢痕 40
会陰・腟壁裂傷 8, 25, 38
会陰痛 3
会陰ボトル 29
会陰裂傷 7, 57

エクササイズ
　体幹強化のための—— 90
　帝王切開創の柔軟性のための—— 90
　腹直筋離開（DRA）の—— 101

横隔膜 50, 93
横隔膜呼吸 50
オルガスム 75
悪露 16
温熱療法 30, 69

■ か行

外陰・会陰部 10, 12, 38
　——の血液循環 28
　——の腫脹 30
　——のスキンケア 33
　——のチェック 36
　——の変化 27
　——のリラクセーション 28
　——への圧痛 30
外陰・会陰部ケアの推奨事項 31
解放 50
拡張器 64, 68, 69
下肢挙上テスト 100
括約筋群 127
可動性 58
　骨盤内臓器の—— 104
　瘢痕組織の—— 103

131

下腹部	95
カールアップ運動	101
カールアップテスト	100
カンジダ腟炎	28, 48
乾燥をともなう部位	45
寒冷療法	30, 69
器官	13
筋硬結	19, 20
筋肉の緊張	67
筋膜	16
筋力強化	93, 94
腹部の――	99
グリセリン	48
クリトリス	14, 40, 74
ケア	27
経腟ストレッチ	63, 65, 68
経腟分娩	2, 20, 63, 74
痙攣	19
ケーゲルエクササイズ	43, 76
ケーゲル筋群	14, 53
血液循環	28
コア筋群	91, 93, 94, 95
――の回復	90
――の活性化	95
コアブレース	95
コアブレースエクササイズ	93, 94, 95, 101, 102
硬結	19
肛門	12
呼吸	80
精力的な――	81
揺れる――	82
呼吸法	50
腰湯	24, 28
骨盤各部の名称	34
骨盤隔膜	127
骨盤臓器脱（POP）	21, 74
骨盤帯疼痛	98
骨盤底	14
――の収縮	80
骨盤底筋群	14, 53, 54, 63, 75, 91, 94, 95, 127
――の筋力低下	20
――の収縮	43
――の収縮運動	76
――のストレッチ	69
――の発痛点	64
――の緩み	20
骨盤底筋群エクササイズ	74
骨盤底筋群スウィープマッサージ	72
骨盤底筋群リリースエクササイズ	53, 54, 55, 79
骨盤内臓器	75

■ さ行

坐位姿勢	30
索状硬結	20, 64
座浴	24, 28
産後ケア	27
残便感	21
痔	8, 24
持久力トレーニング	77
自己着脱方式	24
姿勢	66
腫脹	24
潤滑剤	46, 67
ウォーターベース（水溶性）の――	46
オイルベース（油性）の――	47

混合	48
シリコンベースの——	47
循環呼吸	81
小陰唇	12
処女膜痕	12
処女膜輪	23
深会陰隙	127
深層筋群	54
深層骨盤底筋群：第3層	15, 127
スウィープ	61
スキーン腺	13
ストレッチ	59, 68, 71
角度をつけた——	70
下方への——	70
骨盤底筋群の——	69
創の——	109
側壁の——	70
皮膚の——	105, 107, 108
ストレッチ強度のモニター	66
スプリンティング	21
性的活動	35, 86
——の再開	6, 34
性的活動時の課題	53
性的欲求	6, 45, 80, 86, 87, 88, 91
浅会陰隙	127
洗浄	27, 29
創	104
——に対する直接的ストレッチ	108
——の挙上	111
——のストレッチ	109
——の脱感作	105
——のローリング	111
創マッサージ	104
側壁	127

——の筋群	127
——のストレッチ	70
速筋トレーニング	77

■ た行

大陰唇	12
体幹	94
ダイレーター	64, 68
第1層	15
第2層	15
第3層	15
脱	21, 22, 23, 36
多裂筋	93, 95
恥丘	12
遅筋トレーニング	77
腟	63
——の違和感	74
——の潤い	45
——のチェック	42
——のテント	89
——の緩み	74
腟口	12
腟前庭	11
腟挿入	64, 86, 87
——時の痛み	63
——への準備	88
腟組織	89
——の化学的性質	45
腟排気音	25
腟pH	45
チャクラ呼吸	81
中間層骨盤底筋群：第2層	127
直腸瘤	23, 37
帝王切開	90, 103

帝王切開創	104
疼痛	8, 45
疼痛/圧スケール	66
トリガーポイント	19, 63, 72

■ な行

尿道口	12
尿漏れ	74

■ は行

パートナー	7, 46, 87, 88
バイオフィードバック	4
背部筋	94, 98
白線	97, 99
掃くような動き	61
発痛点	19, 63, 72
発痛点リリース	68
速い収縮トレーニング	77
パラベン	48
バルトリン腺	14, 89
瘢痕	104
——のローリング	59
会陰切開の——	40
会陰体切開の——	40
瘢痕組織	63
瘢痕組織マッサージ	103
表層筋群	54
表層骨盤底筋群：第1層	15, 127
ファスナー	98
腹横筋	92, 95
腹式呼吸	50
腹直筋離開（DRA）	26, 96, 99

——に対するセルフ・スクリーニングテスト	100
腹部	
——の筋力強化	99
——の創マッサージ	104
帝王切開後の——	103
腹壁のファスナー	98
腹筋	94
——の離開	97
不適切戦略	98
プロピレングリコール	49
分泌腺	13
ペッサリー	24
ペリボトル	33
棒	68, 69, 71
膀胱瘤	23, 37

■ ま行

マッサージツール	71
マッサージテクニック	59
モビライゼーション	57

■ や行

指	68, 69

■ ら行

リバース・ケーゲルエクササイズ	53, 79
領域の記録	42
リラクセーション	67
リラックス・アンド・リリース呼吸	50, 51, 52

リリース強度のモニター	66
裂傷	57
連続装着方式	24
瘻孔	8, 26
ロッキング呼吸	82

欧文

■ A～G

adhesion	104
anus	12
Bartholin's gland	14
clitoral hood	14
clitoris	14
crus of	14
cystocele	23, 36
diastasis rectus abdominis (DRA)	26, 96
episiotomy	16
fascia	16
FITT	76
glans clitoris	14

■ H～N

hymenal remnant	12
International Organization of Physical Therapists in Woman's Health (IOPWH)	4
introitus	12
labia majora	12
labia minora	12
linea alba	97
lochia	16
mons pubis	12

■ O～Z

pelvic floor	14
Pelvic Floor Play™	80, 83, 84
pelvic organ prolapse (POP)	21
perineal body	10
perineum	10
posterior fourchette	12
prolapse	22, 36
pudendal nerve	84
rectocele	23, 37
scar	104
Skene's gland	13
splinting	21
urethral meatus	12
vaginal candidiasis	28, 48
vestibule	11
vulva	11

原著者について

Kathe Wallace, PT, BCB-PMDは，1976年から理学療法士(physical therapist：PT)として臨床に従事している．Biofeedback Certification International Alliance (BCIA)においてBiofeedback Certification in Pelvic Muscle Dysfunction Biofeedback (BCB-PMD)を修了している．骨盤底に専門性を有す理学療法のパイオニアおよびリーダーとして認知され，性機能，排尿・排便の機能を評価，治療し，治療を通じて女性のQOLの向上を支援している．

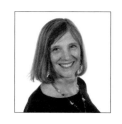

1990年，American Physical Therapy Association (APTA)のウィメンズヘルス部門におけるセミナーを通して，後進の理学療法士に対して骨盤底機能不全に対する評価と治療法の指導を開始した．

その後，Herman and Wallace Pelvic Rehabilitation Instituteを共同経営で開始し，いまだ理解が乏しく，米国女性の25％に影響を及ぼしている骨盤底機能不全に対して，医療従事者と患者への教育および指導を行っている．

2006年にWashington State Physical Therapy Association (PTWA)のClinical Excellence Awardを受賞．国内外での講義活動を精力的に継続するかたわら，米国ワシントン州シアトルでクリニックを開業している．ワシントン大学リハビリテーション学部理学療法学科の臨床講師としても従事している．

【訳　者】
田舎中　真由美（インターリハ株式会社フィジオセンター　理学療法士）
1995年　信州大学医療技術短期大学理学療法学科卒業
　　　　熱川温泉病院勤務を経て
　　　　信州大学医療技術短期大学理学療法学科非常勤研究員
1998年　インターリハ株式会社に勤務
2003年　インターリハ株式会社にてフィジオセンターを設立

【監修者】
木野　秀郷（医療法人秀螢会　理事長）
1975年　順天堂大学医学部卒業
　　　　順天堂大学医学部産婦人科入局，古谷　博教授に師事
1982年　大宮市（現・さいたま市）に木野産婦人科医院を開設

産後リハにおける腹部・骨盤へのアプローチ
　—腟・会陰部のケア，尿失禁，骨盤臓器脱，会陰・骨盤痛の
　　予防のためのエクササイズ—

平成29年9月25日　発　行

訳　　者　　田舎中　真由美

監 修 者　　木　野　秀　郷

発 行 者　　池　田　和　博

発 行 所　　丸善出版株式会社
　　　　　　〒101-0051　東京都千代田区神田神保町二丁目17番
　　　　　　編集：電話（03）3512-3262／FAX（03）3512-3272
　　　　　　営業：電話（03）3512-3256／FAX（03）3512-3270
　　　　　　http://pub.maruzen.co.jp

© Mayumi Tayanaka, Hidesato Kino, 2017
組版印刷・株式会社 真興社／製本・株式会社 松岳社
ISBN 978-4-621-30196-8　C 3047　　　　　Printed in Japan

JCOPY〈(社)出版者著作権管理機構　委託出版物〉
本書の無断複写は著作権法上での例外を除き禁じられています．複写される場合は，そのつど事前に，(社)出版者著作権管理機構（電話 03-3513-6969，FAX 03-3513-6979，e-mail：info@jcopy.or.jp）の許諾を得てください．